모든 암세포가 사라졌다

모든 암세포가 사라졌다 꽃송이버섯의 항암 · 면역 효과

초판 발행 | 2008년 07월 02일
초판 2쇄 | 2009년 09월 20일

저　자 | 나카지마 미쯔오
감　수 | 야도마에 토시로
역　자 | 김태식

발행인 | 윤 승 천
발행처 | 건강신문사
등록번호 | 제 8-00181호
편　집 | 오정희

주소 | 서울특별시 서대문구 홍은3동 400-1
전화 | 305-6077(대표)
팩스 | 305-1436

ISBN 978- 89-6267-069-1 03510

정가 | 20,000원

＊잘못된 책은 바꾸어 드립니다.
　이 책에 대한 판권과 모든 저작권은 건강신문사에 있습니다.
　허가없는 무단인용 및 복제 · 복사 · 인터넷게재를 금하며 인지는 생략합니다.

모든 암세포가 사라졌다
꽃송이버섯의 항암·면역 효과

저자 **나카지마 미쯔오**
〈의학박사, 도쿄의대 교수〉

감수 **야도마에 토시로**
〈약학박사, 도쿄약대 학장〉

역자 **김 태 식** 박사
〈의학박사, 우리들병원 면역요법 연구소장
샘안양병원 통합의학 암센터 자문위원〉

건강신문사
kksm.co.kr

| 추천사 |

베타(1,3)글루칸의 항종양작용 확인

　　　　암 치료에 자가 면역력을 높여 치료하는 시도는 예전부터 시작되었습니다. 또 버섯의 베타글루칸에 항 종양작용이 있다는 사실은 20세기 중반부터 알려졌었는데 최근 이 베타-글루칸 중에서도 베타(1,3)글루칸이 항 종양작용이 있다는 것이 확인되었습니다.

　그 중에서도 하나비라다케(꽃송이버섯)에는 베타글루칸이 100g 중에 61.9g이라는 압도적인 양을 함유하고 있고 이 베타-글루칸 대부분이 베타(1,3)글루칸으로 존재하고 있어 버섯 중 항 종양작용 연구시료로 선택했습니다.

　저희가 마우스를 이용한 항암활성 실험에서 1군에 10마리씩, 13군 합계 130마리의 마우스에 고형 암세포인 사르코마180을 피하주사로 이식했습니다. 실험결과 모든 마우스에서 현저한 항암 효과를 나타냈고, 특히 하나비라다케 추출물 100㎍ 투여군에서는 100%의 암 축소를 보였습니다.

"면역력을 높여 항암 효과를 얻는다"라는 테마로 하나비라다케 MH-3와 베타(1,3)글루칸의 연구를 저희 연구 그룹은 앞으로도 계속 하겠습니다.

약학박사 야도마에 토시로 (宿前 利郞 : 도쿄약과대학 명예교수)

1934년 도쿄출생
1961년 도쿄약과대학 약학부 졸업.
동대 동학부 강사, 조교수를 거쳐 1982년부터 2003년까지 교수 역임
일본세균학회평의원
일본생체방어학회 운영위원
주요 저서 : '베타글루칸의 매력 항종양제의 연구' ' 잎새버섯에서 꽃송이버섯으로' 등

| 추천사 |

일본암학회총회서 꽃송이버섯 면역력증강 효과 발표

　　　　최근 암의 증가는 스트레스, 생활습관의 변화, 연령에 따른 몸의 면역력 저하 등이 큰 원인이라고 말할 수 있습니다. 하나비라다케(꽃송이버섯)는 면역력을 증강시키고, 유지하는 효과가 있는 것이 최근의 연구에서 판명되었고 2002년과 2005년, 2007년 일본 암학회 총회에서도 발표되었습니다.
　건강증진을 원하시는 분께 적극적으로 권장 해드립니다.

의학박사 요시다 켄시 (吉田 憲史)

큐슈대학 의학부 졸업
구마모토대학 대학원 수료
부속학회/일본암학회, 일본암치료학회, 일본암전이학회, 일본면역학회
　　　일본내과학회 인정의
요시다 병원 / 요시다 클리닉 도쿄 총원장

| 머리말 |

베타(1,3)글루칸 발견으로 고통받는 사람들에게 희망

저는 최근 버섯이 주목 받기 시작하면서, 식물, 동물의 뒤를 잇는 균류에 대한 재평가의 시대가 도래했다고 말할 수 있습니다. 일본에서는 약 3,000종의 버섯이 확인되었지만, 그 가운데 식용으로 쓸 수 있는 것은 약 300종이며, 시중에는 25종류의 버섯만이 유통되고 있습니다.

일상생활에 있어 표고버섯, 송이버섯, 팽이버섯(팽나무, 버드나무 따위의 줄기에 나는 버섯), 나도팽나무버섯(담자균류에 속하는 버섯) 등이 오랫동안 이용되어 왔습니다. 더욱이 잎새버섯의 인공재배 성공으로 급속히 소비가 증가되고 있습니다.

버섯은 여름부터 가을에 걸쳐 산에서 채취할 수 있는 산이 주는 선물이라고 말할 수 있습니다. 산에 오르는 자만이 볼 수 있고 먹을 수 있는 자연의 보석과도 같은 식물입니다.

"저 버섯을 한번 더 보고 싶다, 또 먹고 싶다"라는 꿈을 가지고 많은 사람들이 버섯 재배에 도전해 왔으며, 이는 '신비의 버섯'에 대한 도전이었던 셈입니다. 그러나 버섯과 같은 식물은 엽록체라는 성분이 없으므로 태양광선을 흡수하여 직접 에너지를 얻어 스스로 영양분을 만들어 생육할 수 없기 때문에 버섯은 다른 식물에 기생하며 영양분을 얻어 생존합니다. 이것이 버섯의 인공재배가 어려운 이유중의 하나일 것입니다.

그렇기 때문에 꽃송이버섯의 인공재배 성공은 획기적인 것이라고 할 수 있습니다. 또, 인공재배의 성공으로 꽃송이버섯의 연구가 한층 진전되어 균사에 항균작용이 있는 것을 알게 되었습니다.

게다가 꽃송이버섯의 성분 내용을 분석한 결과 놀랄 만큼 많은 양의 베타글루칸이 함유되어 있는 것을 알게 되었습니다.

베타글루칸이 최근 항암작용이 있는 것으로 알려졌지만, 이 베타글루칸중에서도 그 조성에 의해 항암 작용이 있는 것과 없는 것으로 나뉘어집니다.

최근의 연구에서 면역력을 높이고 암을 예방하는 성분은 베타(1,3)글루칸이라고 하는 것이 확인 되었습니다.

이 새로운 발견으로 인하여 질병으로 고통 받고 있는 많은 사람들과 보다 건강하게 살고자 하는 많은 분들에게 조금이라도 도움을 줄 수 있기를 바라면서 본서를 출판하고자 합니다.

의학박사 **나카지마 미츠오**(中島三夫)

| 역자의 글 |

암치료, 현대의학과 보완의학 장점 모두 이용해야

　　　　　　저는 지금으로부터 37년 전인 1971년에 고려대학교 의과대학에 입학한 후 줄곧 현대의학 분야만을 걸어오다 어떤 사건의 기점을 통해 암 치료에 관한 강한 동기와 열망으로 인하여 현재 현대의학에 비해 걸음마 단계라고 평할 수 있는 보완의학 암 분야의 외길을 11년째 연구하고 있는 전문의사입니다.

　그간 숱한 좌절과 고통 그리고 눈물 속에서 외롭고 소외된 이 험난한 길을 걸어왔습니다. 물론 이 방면은 아직도 "걸음마" 혹은 "공사중"이라는 표현을 쓰고 싶습니다. 거대한 건물로 암 치료 요양병원을 세우면 무엇 합니까? 암의 보완의학 분야는 하드웨어보다 소프트웨어가 더욱 중요하다고 늘 생각해왔습니다.

　가끔 많은 분들이 왜 암 치료에 관한 보완의학 책을 직접 집필하지 않느냐고 물어옵니다. 물론 저도 쓰고 싶습니다만 그러나 지금은 아닙니다.

대다수 환자 분들이 현대의학을 포기하거나 중단한 시점, 즉 거의 말기상황에서 무언가 찾으려고 저에게 찾아오고 계십니다. 과연 이 상황에서 보완의학 요법으로 치료되는 환자는 얼마나 됩니까? 라는 질문에 확실한 "예"가 가능하면 저도 책을 쓸 것입니다.

 수년~수십 년에 걸쳐서 생긴 암 덩어리가 과연 어떤 식품이나 제제를 몇 개월 이용했더니 기적적으로 없어졌다는 사례의 경우 실제 과학적으로 신뢰도 있게 입증된 예가 과연 얼마나 되겠습니까? 그렇게 쉽게 암이 낫는다면 저희도 얼마나 좋겠으며 왜 수많은 환자들이 그 괴롭고 아직은 해답 없는 현대의학과 각종 의학을 찾아 다니고 있을까요?

 현재 국내 보완의학의 암 치료 현실은 참으로 험난합니다. 현대의학의 혹평은 차치하고라도 우선 연구할만한 자료가 태부족입니다. 그저 말로만 "좋아졌다. 나았다"는 식입니다.

 제가 일전에 모 시민단체를 통해 암이 사라진 예가 10명만 되면 검증을 기꺼이 도와드리겠다고 해도 아직 제대로 참여를 바라는 제품은 없었습니다. 그래서 5명으로 줄였는데 아마 그리 쉬운 일이 아닐 것입니다. 차라리 "이러이러한 이유로 암을 치료하는데 보조적으로 도움이 될 수 도 있다"는 식으로 표현하면 좋겠으나 "암을 치료한다"는 식의 제제나 제품, 건강식품(의약품 제외)은 참으로 믿기 곤란한 실정인 것입니다.

 다시 말하면 과학성, 합리성, 논리성, 통계성, 재현성 등을 보면 거의 사용할 것이 없다는 것입니다. 그러다 보니 할 수 없이 외국으로 눈을 돌릴 수밖에 없었습니다.

제가 그간 유럽과 미국, 멕시코 등을 비롯하여 일본의 자료를 연구할 수밖에 없었던 이유는 솔직히 국내에서 연구할 자료가 너무 희소 하다는데 있습니다. 이를 위해서는 우리 현대의학을 연구하는 의료인들의 열린 마음이 절대적으로 필요합니다.

　이번에 제가 번역한 이 하나비라다케 MH-3에 관한 책처럼 국내에도 좋은 우리 것을 가지고 논문자료도 만들고 증례도 과감히 펴낼 필요가 있습니다. 암은 여러 가지 원인으로 그것도 장기간에 걸쳐 생긴 질환이므로 치료하는데 면역요법이 큰 몫을 차지합니다.

　이미 암에 걸렸다는 자체는 면역이 암 세력을 방어, 제어 못하고 패한 상황이므로 면역상승을 빨리 하면 할수록 환자에게는 유리합니다. 물론 면역요법만으로 암이 잘 제압되면 좋겠지만 암 세력이 이미 막강한 상황(소위 진행성 암)은 일단 암 세력을 줄이는 현대의학의 득과 실을 따져 잘 시행해야 하며 여기에 면역요법을 병행하면 좋을 것입니다.

　현대의학의 암치료 현실을 보면 아직 만족할 수준은 절대 아닙니다. 만약에 현대의학분야에서 암이 거의 다 제압된다면 다른 암 치료 분야의 의학(보완대체의학, 한방, 민속 등등)을 할 필요가 없지만 아직은 요원합니다. 이런 날이 오면 저도 당장 보완대체의학적인 암 연구를 중단할 것입니다.

　암환자는 우선적으로 암이 싫어하는 환경으로 바꾸어야 합니다. 이를 위해서는 식사요법(균형식), 운동요법, 제독요법, 심리적인 마음의 치유, 죽음과 삶의 결론이 나는 영적인 치유, 면역활성화

물질, 휴식, 좋은 환경, 장 청소, 피부호흡 등이 필요합니다. 그래서 요즘 자주 나온 단어가 전인의학, 전인치유, 통합의학 등인데.. 이는 환자를 각 분야의 전문가들이 팀을 이루어 접근해야 한다는 것이며 매우 바람직한 암 치료의 모델이라고 생각합니다.

 결론적으로 암 치료는 암을 직접 줄이는 현대의학의 장점과 환자의 면역을 올리고 몸을 바꾸어 주는 물질로 보완의학의 장점을 모두 이용해야 한다는 것입니다. 면역활성화 물질로 비교적 오래 연구된 식품 분야가 버섯계통입니다. 수많은 버섯이 지구상에 존재하며 이들 내에 포함된 베타글루칸-그 중에서도 베타(1,3)글루칸-이 항암면역작용이 우수하다는 것은 그간 많은 논문을 통해 증명되어 왔습니다.

 제 개인적으로 가장 많이 연구한 면역 활성화제제는 현재 약으로 수입되고 있는 미슬토주사제(겨우살이 추출물)로 이미 9년째 병원에서 사용하고 있으며 이 분야는 그래도 가장 오래 경험한 의사중 하나라고 자부합니다. 현재는 식품류보다는 의사들이 주로 발전시킨 수십 년 이상 된 외국의 전통요법(거슨요법, 콘트라레스요법, 니시요법 등)도 많이 연구하고 있습니다.

 이번에 제가 번역한 이 책은 하나비라다케 MH-3에 대한 기초 및 임상연구와 증례가 포함되어 있습니다. 새롭게 밝혀진 양질의 베타(1,3)글루칸에 관한 연구 결과로서 몇몇의 드라마틱한 사례도 있지만 부디 오해하지 말 것은 이 식품을 먹는다고 암이 몇일, 몇 달만에 사라진다는 생각보다는 암환자의 면역활성화에 그래도 보조적인 역할을 충분히 할 수 있다고 생각하시면 좋을 듯 합니다.

제가 평가할 때 자료가 어느 정도 확립된 베타글루칸 제제 중 하나로 신뢰도면에서는 어느 것보다 낫다는 생각에서 번역을 했습니다. 부디 많은 도움이 되었으면 하며 환우 여러분 가정에 하나님의 도우심이 함께 하시길 기원합니다.

의학박사 **김태식**
우리들병원 면역요법 연구소장
샘안양병원 통합의학 암센터 자문위원

Contents

추천사   5
머리말   8
역자의 글   10

1 암癌에 대한 상식

1. 대장암   19
2. 폐암   26
3. 전립선암   34
4. 유방암   39
5. 자궁암   46
6. 간암   52
7. 위암   56

2 항암성분인 베타글루칸

1. 베타글루칸이란?   65
2. 항암성분인 베타(1,3)글루칸   66
3. 베타글루칸의 역사와 연구   68
4. 베타(1,3)글루칸의 면역 재생 작용   72
5. 베타(1,3)글루칸의 정체   74

3 신비의 꽃송이버섯

1. '대단해' 라고 탄성을 지른 교수 — 81
2. '분석 시험 성적서'의 수치를 보고, 순간 의심 — 84
3. 베타글루칸양이 아가리쿠스의 3배 — 87
4. 통산성이 수탁한 균을 시험용으로 이용 — 89
5. TV뉴스에도 보도된 항암 작용의 연구 성과 — 92
6. 항암 작용이 있는 베타글루칸은 베타(1,3)글루칸 뿐! — 93
7. 신비의 버섯 '하나비라다케(꽃송이버섯)' — 97
8. 동물 실험으로 100% 암 억제 — 99
9. 경구투여로 항암효과 증명 — 101
10. 균상 제작방법의 특허 취득 — 104
11. 제 61회 일본 암학회에 연구성과 발표 — 106
12. 하나비라다케 MH-3와 이소플라본의 병용 임상시험 — 108

4 꽃송이버섯 Q&A — 119

5 꽃송이버섯 체험자의 목소리 — 131

46명의 체험자가 그들의 체험을 말한다

하나비라다케 MH-3 연구개발 과정 — 255
참고문헌 — 260

제1장

암癌에 대한 상식

1. 대장암

2. 폐암

3. 전립선암

4. 유방암

5. 자궁암

6. 간암

7. 위암

암癌에 대한 상식

1. 대장암

 대장암은, 근래 증가하고 있는 암의 하나로 2010년에는 폐암과 위암을 제치고 일본인에게 가장 많이 발생하는 암일것으로 예상되고 있다.
 그 원인은 라이프스타일의 변화에 따른것으로 특히 식생활이 서구화 되어감에 따라 일상 식생활에서 동물성단백질과 지방의 섭취량이 증가한 반면 야채와 생선, 곡류를 먹는 양이 적어지고 식이섬유의 섭취량이 극단적으로 감소한 것이 대장암을 증가시키고 있는 요인의 하나로 지목 되고 있다.
 50~70대에서 많이 발견되지만, 최근에는 30~40대의 비교적 젊은 사람들에게도 발병하고 있다.

■ 발생 구조

양성 폴립(선종)이 악성화되어 대장암이 된다고 하는 설과 정상 세포가 직접 암화 된다는 설이 있는데, 현재는 둘 다 가능성을 내포하고 있다는 것이 확인되었다.

다음으로 가족성 대장암이라는 유전과의 관계를 생각 할 수 있으며, 이것은 2대에 걸쳐 부모와 형제 3인이상 대장암이 발병하고 그 가운데 한명이 50대 후반에 발병하는 경우는 그 가족 전체가 높은 위험율을 안고 있다고 할 수 있다.

대장암의 사망자 추이

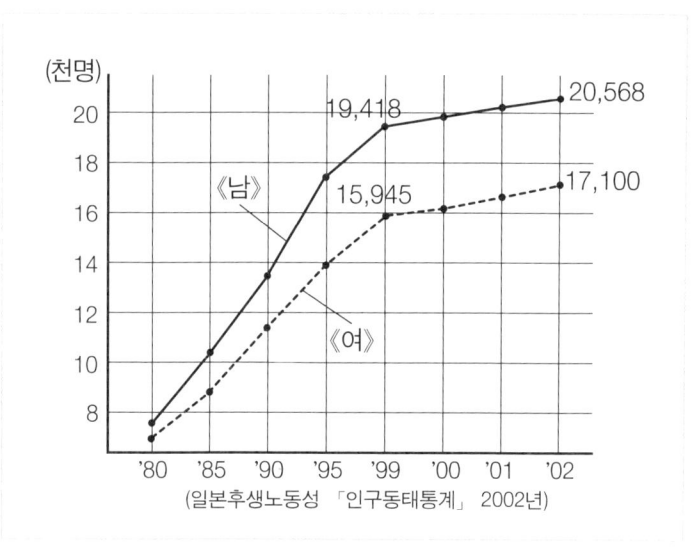

또, 대장의 점막에 생기는 버섯모양의 종기(대장 폴립)와 대장에 다수의 폴립이 생기는 폴립시스증후군은 유전성이 높은 질환으로 그 폴립의 대부분은 선종이다.

 이 대장에 다수 생기는 선종을 가족성 대장 선종증이라 부르고, 대장암과의 관련성이 매우 높은 질환으로 초기에 대장 전부를 제거하지 않으면 50세 전후로 반드시 대장암이 발병한다고 알려져 있다.

대장의 구조와 암의 발생부위

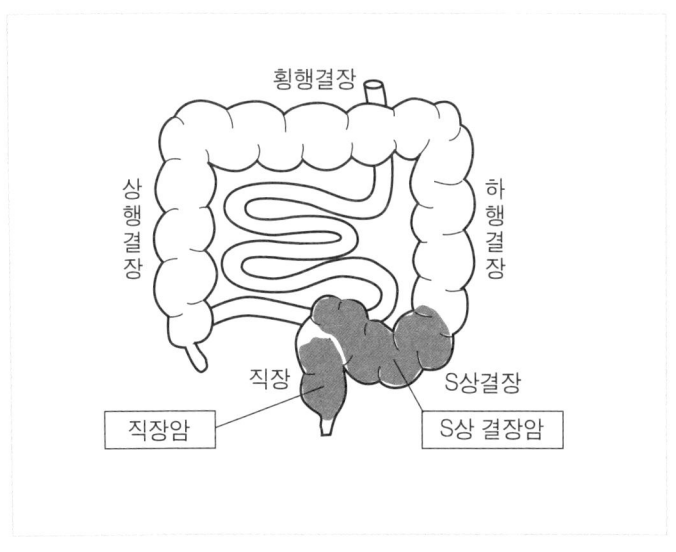

▣ 암의 종류

대장암은 결장암과 직장암의 총칭이다. 결장암은 암의 발생 부위에 따라 맹장암, 상행결장암, 횡행결장암, 하행결장암, 거기에 S상결장암으로 나누어진다.

부위별로 암의 발생율을 보면, 가장 많은 것이 직장암으로 약 40%, 다음이 S상결장암으로 35%로 이 두개의 암이 70~80%를 점하고 그 외 부위의 암은 25%에 불과하다.

직장이라고 하는 것은, 항문부터 약 15cm까지의 부위를 말하며 여기에 생긴 암을 직장암이라고 한다.

원인은 알 수 없지만, 일반적으로는 폴립모양의 양성종양이 암화되거나, 정상점막이 직접 암화 될 수 있기도 하다.

무엇보다 많이 보여지는 증상은 출혈로, 항문 가까운 곳에 암이 발병하면 휴지에 피가 묻어나거나 변의 표면에 혈액이 묻어나오기도 한다. 그 외, 설사, 변비, 잔변감 등의 증상이 나타나기도 한다.

▣ 암의 진행도

대장암의 진행도에는 조기암과 진행암 두가지로 구분되며 암이 대장의 고유근층(대장을 움직이는 평활근)까지 침윤하지 않은 것이 조기암, 고유근층 또는 그 이상 깊이 침윤 한것을 진행암이라고 한다. 진행암에 걸리면 림프절에 전이가 급속히 진행되어, 간으로의 전이도 종종 일어난다.

◼ 증상

증상은, 발생 부위나 진행도에 따라 다르다. 대장암의 주된 증상은 항문으로부터의 출혈로, 변에 섞여 나오거나 변의 주위에 묻어 나오거나 휴지에 묻어나기도 한다.

보통, 암의 발생 부위가 항문에서 멀수록 증상이 적게 나타나게 된다.

예를 들면, 상행결장이나 횡행결장에 암이 발병하면 항문으로의 출혈은 드물고, 빈혈이나 심계항진(심장의 고동鼓動이 보통 때보다 심하여 가슴이 울렁거리는 일), 숨가쁨 등의 증상이 주로 나타나게 된다.

한편, 비교적 항문에 가까운 하행결장이나 S상결장에 암이 생기면, 빈번하게 출혈이 있거나, 장내가 좁아져 변통에 변화가 일어나거나 암에 의한 장폐색이 일어나기도 한다.

직장의 진행암에서는 이러한 증상이 강하게 나타난다. 덧붙여 직장이나 S상결장의 진행암인 경우, 치질의 출혈과 혼동할 수 있으므로 항문에서 출혈이 있으면 신속하게 전문의에게 진찰 받아야 한다.

대장암의 진행도 분류와 5년 생존률

진 행 도	5년 생존율	
	결장	직장
점막 / 점막하층 / 고유고층 / 장막 조기암… 암이 점막 또는 점막하층에 머물러 있다.	95% 이상	
진 행 도 A 암이 장벽(고유근층)내에 머물러 있다.	94.1%	90.0%
진 행 도 B 암이 장벽을 뚫고 침윤해 있지만 임파절 전이는 없다.	84.9%	77.8%
진 행 도 C 암이 임파절로 전이	74.9%	69.7%
진 행 도 D 암이 근치수술의 범위외로 진전	18.7%	14.8%

(1983~1992 / 일본 국립암센터 증례)

■ 검사와 치료

대장암의 진단에는, 주로 관장X선 검사와 내시경 검사가 실시되고, 전이 유무의 검사는 X선, CT, 초음파 검사가 실시된다.

관장 X선 검사(Barium Enema)는 대장 전체를 X선 조영 하는 검사로 고통도 없고 간단하게 할 수 있다.

내시경 검사는 세포를 채취해 병리학적으로 검사할 수 있고 폴립과 조기암을 제거할 수 있는 등의 장점이 있다.

치료 방법은, 조기암인 경우는 내시경적 절제가 기본이다. 점막하층에 침윤한 암의 경우는 외과적 수술로 주위의 림프절을 포함한 대장을 절제한다.

진행암 치료의 기본은 암을 포함한 대장의 절제와 림프절을 제거하는 것이다.

직장암의 경우, 부위가 항문으로부터 약 6cm 이상 안쪽에 있으면 항문을 남겨둔 직장절제술이 가능하므로 S상결장과 항문을 잇는 방법을 사용한다.

2. 폐암

◼ 암에 의한 사망원인 제 1위

1997년까지는, 일본에서 암의 사망 원인 제 1위는 위암이었지만, 98년 이후는 폐암이 위암을 누르고 사망원인의 톱으로 올라섰다.

원인은 아직 불분명하지만 지금까지 지적되고 있는 요인으로서는 흡연이나 대기오염, 직장환경과 연령적 요소, 또 화학물질과 같은 생활 인자 등을 생각 할 수 있다.

◼ 암이 생기는 부위와 종류

폐암은 주기관지로부터 폐포까지의 각 부위에 생기지만 발생하는 부위와 암세포의 종류에 따라 명칭이 분류된다.

부위로 보면 폐의 입구 부근의 굵은 기관지에 생기는 암을 폐문부암肺門部癌으로 부르며, 폐의 안쪽으로 분기한 기관지와 폐포에 생기는 암을 폐야부암肺野部癌이라고 부른다.

종양을 만드는 암세포의 형태에 따라 종류를 나누어 보면, 편평상피암扁平上皮癌, 선암腺癌, 소세포암小細胞癌, 대세포암大細胞癌의 4개로 나누어진다.

편평상피암과 소세포암은 주로 폐문부에 많이 발생하며, 선암과 대세포암은 폐야부에 많이 발생한다.

장기별 암 사망자수의 비율

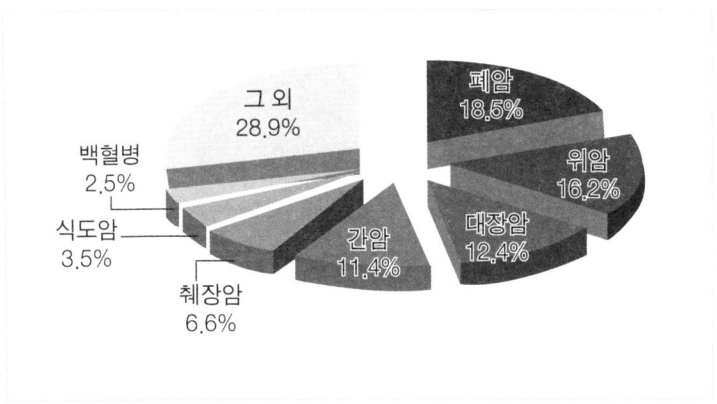

  1. **편평상피암** : 폐문부에 생기기 쉬운 암으로 발생빈도는 폐암 전체의 약 35%로 많은 부분을 차지하며, 통계적으로 흡연자에게 발생하기 쉬운 암이다. 폐문에 생기기 때문에 자각증상으로는 기침과 혈담이 나오기 쉽다.
  비교적 조기에 발견하기 쉬운 암이지만, X선으로는 초기에 발견하기 어려운 것도 있다. 커지기 전까지는 임파절로의 전이는 일어나기 어려운 암으로 확인 되었다.

  2. **소세포암** : 발생 부위는 폐문부가 많고, 발생빈도는 전체의 약 15%로 담배와 관련이 깊은 암이다. 암세포가 작고 종양의 성장이 놀라울 만큼 빨라 전이되기 쉬운 암으로 매우 예후가 좋지 않은 암이다. 다만 다른 암에 비해 화학요법의 효과를 기대할 수 있는 암이기도 하다.

폐암의 종류와 발생부위

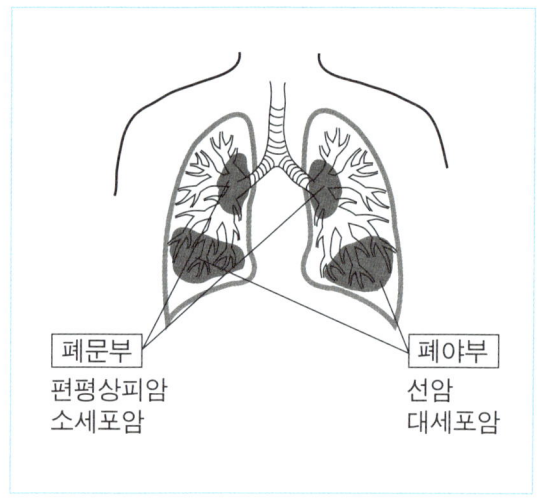

3. **선암** : 폐야부에 생기는 암으로 발생빈도는 폐암 전체의 약 45%로 가장 많고 여성의 폐암가운데 약 70%는 여기에 속한다.

종양이 작을 때부터 전이되기 쉽고 치료 성적도 그다지 좋지 않다. 비흡연자에게도 많이 발병하는 암으로 그 원인은 잘 알려져 있지 않다.

4. **대세포암** : 이 암은 중추부부터 말초에 발생하기 쉽고, 발생빈도는 5%정도이다.

암세포가 크고, 증식과 전이가 빠른 것이 특징으로 항암제와 방사선의 치료효과도 그다지 기대할 수 없는 암이다.

▣ 진행도

폐암은 암의 크기와 임파절 전이의 상태 또는 원격전이의 유무 등에 따라 폐암의 진행도가 결정된다. 폐암은 조기암과 진행암으로 나눌 수 있고 조기암이라는 것은 Ⅰ기와 Ⅱ기, 진행암은 Ⅲ기부터 Ⅳ기를 말한다. 그 가운데 수술 대상이 되는 것은 조기암과 ⅢA기까지로, ⅢB기에서는 임파절 전이가 진행되어 있거나 중요한 장기가 시달리고 있기 때문에 수술이 매우 곤란하다고 알려져 있다.

▣ 증상

폐암의 3대증상이라고 하면, 기침, 가래, 각혈로, 이것들은 비교적 폐암이 작을 때부터 자각되는 증상이다. 폐암 자체로 인해 발생하는 증상으로는 가슴이나 등이 아프거나 식사를 할 수 없거나 얼굴이나 상반신이 붓는 등의 증상이 있다.

림프절 전이의 증상으로서는 목소리가 잠기거나 목과 겨드랑이 밑에 멍울이 생기기도 한다. 또한 원격전이의 경우는 두통이 전형적인 증상이고 신경외과 진찰에서 폐암이 뇌로 전이 되는 현상이 발견되는 예도 적지 않다. 단지 폐암의 증상에 대해 주의하지 않으면 안되는 것은, 환자의 약 20%가 암에 대한 이상 증상을 전혀 눈치채지 못한다는 것이며, 반대로 이야기하면 자각되는 단계에서는 암은 상당 부분 진행된 상태에서 치료하게 되어 좀처럼 성과를 올릴 수 없는 것이 현 상황이다.

폐암의 스테이지(Stage)

비소세포암	잠복암		암 세포가 담 속에 발견되었지만, 흉부 어딘가에 병소가 있는지 알 수 없는 매우 조기암 단계
	0기		암이 국소에서 발견되었지만, 기관지를 덮는 세포의 세포층 일부에만 생긴 경우
	Ⅰ	A기	암이 원발소에 머물러 있으며, 크기가 3cm미만으로 임파절과 다른 장기로의 전이가 생기지 않은 경우
		B기	암이 원발소에 머물러 있고, 크기가 3cm 이상으로 임파절과 다른 장기로의 전이가 생기지 않은 경우
	Ⅱ	A기	원발소의 암의 크기는 3cm미만으로 암이 원발소와 같은 쪽 폐문의 임파절로 전이가 있지만, 다른 장기로는 전이가 생기지 않은 경우
		B기	ⅡA기와 동일하거나 원발소의 암이 폐를 덮고 있는 흉막, 흉벽 등에 진행되었지만, 임파절과 다른 장기로 전이가 생기지 않은 경우
	Ⅲ	A기	원발소의 암이 직접 흉막, 흉벽으로 퍼져 있고, 원발소와 같은 쪽 폐문의 임파절로 전이가 있지만, 다른 장기로 전이가 생기지 않은 경우
		B기	원발소의 암이 직접 종격으로 퍼져있거나 흉막으로 전이되어 있거나 흉수가 고이거나 원발소와 반대쪽의 종격, 목의 아랫부분 임파절로 전이되어 있지만, 다른 장기로는 전이가 생기지 않은 경우
	Ⅳ		원발소 외에 폐의 다른 장소와 뇌, 간장 등의 전이(원격전이)가 있다.
소세포암	국한형 (조기암)		암이 한쪽폐와 가까운 임파절(종격 임파절, 암이 있는 폐와 같은 쪽의 목의 아랫부분 쇄골상 임파절도 포함)에 생긴 경우
	진전형		암이 폐 밖으로 퍼져 있고 전이가 생긴 경우

▣ 검사

검사에는, 간접적인 방법과 직접적인 방법이 있다.

우선, 간접적인 방법의 대표적인 것은 〈흉부 X선 사진〉으로 흉부 방향으로 방사선을 대어 촬영하는 방법이 있다. 보다 자세히 관찰하기 위해서는 좌우로 기울이고, 정확하게 옆으로 누워 촬영하여 이상이 있는지를 판단하게 된다.

흉부 X선 사진에서는 약 2㎝ 이상의 둥근형의 암이라면 발견할 수 있지만, 2㎝ 이하라고 한다면 발견하기 어렵다.

다음으로 〈흉부 CT 사진〉이 있는데, 흉부 X선 사진에서 이상이 발견되지 않은 경우, CT 사진은 1㎝마다 흉부의 절편상을 25~30매정도 촬영하기 때문에 1㎝이하의 작은 폐암이 발견되기도 한다.

한층 더 간접적인 방법으로는 〈종양마커〉가 있는데, 이것은 암조직의 일부가 부서져 혈액중에 흘러 들면 증가하는 단백질의 일종을 동위원소(Isotope)등을 사용하여 측정하는 것이며 단백질 수치가 정상보다 많은 경우 암이 의심된다.

두번째 검사법은 직접적인 방법으로 다음과 같은 것이 있다.

대표적인 것으로는 〈세포검사〉로 기침을 하여 나온 담을 검사하는 방법이며, 혈담이 나왔을 경우에는 반드시 세포진검사를 해야 한다.

직접적인 검사법의 두번째는 〈기관지경검사〉이며, 일종의 내시경으로 위카메라보다 가늘고 유연하게 되어 있으며 앞부분에는 조직을 채취 할 수 있는 작은 클립이 붙어 있다.

기관지속에 생긴 암의 일부와 조직을 채취해서 현미경으로 관찰하게 된다.

직접적인 검사법의 3번째는 〈흡인침생검〉이라 불리는 것으로 임파절과 흉벽의 부은 부분을 바늘로 찔러(CT가이드침생검이라고 한다.) 검사를 하게된다.

▣ 치료

비소세포암의 치료는 수술이 제일 우선책이다.

수술을 실시할 수 있을지 어떨지는 종양의 크기와 전이의 상태, 또는 환자의 폐기능과 체력, 건강상태를 고려하여 판단한다.

외과요법으로는 병소(병원균이 침입하여 조직이 허물어진 부분)를 포함한 폐엽단위로 적출하는 〈폐엽절제〉가 가장 표준적인 수술법이다. 암이 크고 넓게 퍼진 경우는 한쪽 폐를 모두 적출하는 〈폐전적출〉이 행해지고 조기의 작은 암의 경우는 암과 그 주변의 일부를 절제하는 〈구역절제술〉이 행해지며, 폐문부의 암이 굵은 기관지까지 퍼진 경우는 〈기관지형성술〉이 행해진다.

또 극히 작은 전이도 없는 폐야형의 조기암이라고 한다면 〈흉강경수술〉이 행해져 환자의 조기회복을 기대할 수도 있다.

방사선 요법은 소세포 암에 적용하고 있는 것으로 항암제와의 병용치료로 효과를 높일 수 있으며, 뇌로의 전이를 막기 위한 전뇌조사를 행하거나 비소세포암에서는 수술이 곤란한 경우 방사선요법이 중심이 된다.

화학요법은 소세포암에 높은 효과를 나타내며, 복수의 항암제를 병용하는 것이 기본으로 여러가지 조합이 연구되고 있다.

한편, 비소세포암에는 별로 효과가 없고, Ⅲ기에서는 수술전에 이용하거나 방사선요법과 함께 병용하거나 한다.

이외, 기관지경을 사용한 레이저광선을 암에 조사하는 〈레이저요법〉과 암세포의 증식과 침윤, 전이를 촉진시키는 시그널을 방해하는 것으로 암을 축소시키는 약〈분자표적항암제〉에 의한 치료법도 있다.

3. 전립선암

전립선 암은 임상적으로 연령이 높아짐에 따라 그 빈도가 높아져 80% 이상이 65세 이상에서 발병하는 전형적인 고령자의 암이라고 할 수 있다.

미국에서는 남성에게 발병하는 암 중에서 제일 많은 암이며, 일본에서는 그정도는 아니지만, 발생률로 본다면 대단한 기세로 증가하고 있어, 30년 전에 비해 7배나 증가했다.

원인은 여성호르몬의 분비가 적어져, 성호르몬의 불균형에 의한 것이라고 생각되고 있지만 자세한 것은 아직 알려지지 않고 있다.

전립선의 위치

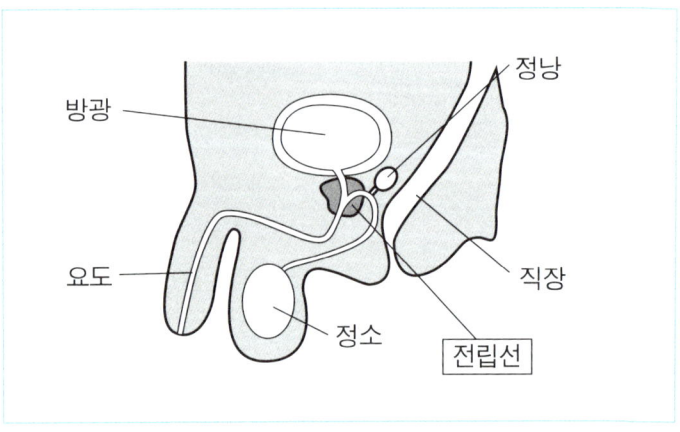

◘ 발생 부위

　남성에게만 있는 전립선, 가장 안쪽은 요도를 싸듯이 둘러싸고 있고 방광에 접해 있는 장기이다. 항문으로 손을 집어 넣어 조사하는 직장수지검사를 행하면, 손가락 끝에 둥근형이 접해지며, 보통은 탄력성이 있지만, 이것이 암에 걸리면 돌과 같이 딱딱해져 이 촉감 진단으로 90% 진단이 가능하다.

　전립선암은 요도에서 떨어진 부분에 발병하기 때문에 전립선비대증과는 다르며, 어느정도 진행하지 않으면 배뇨장애가 일어나지 않는다. 따라서 배뇨장애가 동반되었을때는 꽤 진행된 상태라고 생각되며, 초기에는 그다지 증상이 없기 때문에 방치해 두면 뼈로 전이되거나 다른 장기로 암을 진행시키기 때문에 50세 이상이 되면 일년에 한번은 정기적으로 검진을 받을 필요가 있다.

◘ 증상

　초기에는 통증이나 배뇨 장애나 혈뇨 등의 증상이 없는 것이 특징이며, 진행이 되면 빈뇨, 배뇨곤란, 잔뇨감, 요폐색 등의 배뇨장애가 생기고 한층 더 진행되면 전이에 의한 격렬한 골통(뼈의 통증), 요통, 좌골신경통과 같은 통증과 빈혈, 하지 부종 등의 증상이 나타난다.

◘ 검사와 진단

　직장수지검사로 전립선이 딱딱하게 접해지면 암이 의심되지만,

최근은 촉진觸診으로 알 수 없는 작은 암도 증가하고 있기 때문에 촉진, 종양마커, 초음파검사 등이 함께 사용되고 있다.

주된 검사방법에는 다음과 같은 것이 있다. .

직장진直腸診 … 경직장촉진이라 하며, 의사가 환자의 직장에 직접 손가락을 넣어 그 감촉으로 암이 발병했는지 진단하며, 손가락끝에 단단한 것이 만져지면 암을 의심해야 한다.

침생검 … 암을 확정진단하기 위한 검사로 초음파의 화상을 보면서 침을 전립선에 찔러 조직의 일부를 채취하여 현미경으로 암세포의 유무와 종류를 확진한다.

경직장적經直腸的 **초음파검사** … 초음파의 발신장치를 직장에 삽입하여 전립선의 선명한 화상을 보는 검사이다.

PSA(전립선 특이항원)검사 … 전립선에 암이 발생하면 혈액 중에 PSA라고 하는 물질(종양마커)이 정상치를 넘어 증가한다. 혈액검사로 종양마커를 조사하면 정확한 암의 유무와 진행상태를 알 수 있다.

CT, MRI검사 … 암이 발견되면 CT검사(컴퓨터 단층촬영)와 MRI검사(자기 공명화상)등의 검사에 의해서, 암의 진행도를 조사할 수 있다.

전립선 특이항원검사

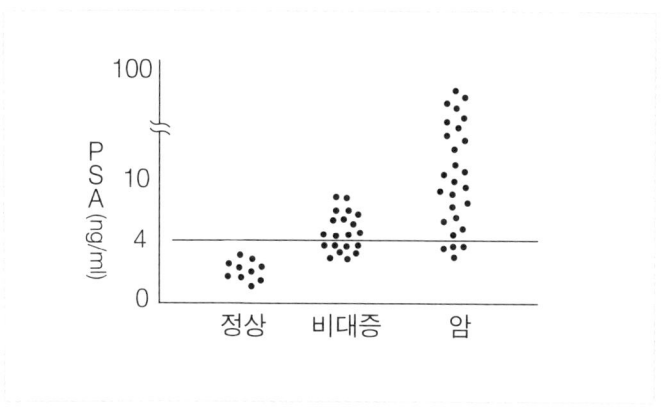

전립선암에 걸리면 혈액중에 증가하는 PSA(종양마커)의 양을 조사한다. 일반적으로 4ng/㎖ 이하가 정상치이다.
4~10ng/㎖이면 암과 전립선 비대증이 의심되기 때문에 자세한 조사가 실시된다.
10ng/㎖이상의 경우는 약 40% 이상의 사람에서 암이 발견된다.

골骨신티그라피 … 뼈에 암이 전이되었는지를 알아보는 검사이며, 암세포가 있는 곳에 모이는 성질을 지닌 방사선 물질을 정맥에 주사한 후, 특수한 기계로 방사선 물질이 어디에 모여 있는지를 조사하면 된다.

이 외에 암의 확산과 전이 등을 알아보기 위해서 요도조영, 종양 신티그라피, 골骨렌트겐조영 등의 화상검진이 행해진다.

■ **치료**

치료는 전이의 유무나 확산 형태, 또 연령에 따라서 치료법이 다르며, 전이가 없는 조기암의 경우는 수술과 방사선으로 암병소를 완전하게 제거할 수 있다.

전이가 있는 경우는 정소(고환)를 제거하거나 남성호르몬의 분비를 억제하는 호르몬요법이 행해진다. 전립선암은 남성호르몬에 의해 악화되기 때문이다.

이 항남성호르몬요법은 항암제보다 뛰어난 효과가 있지만, 이것으로 완전하게 치료되지는 않는다. 효과가 약할 경우에는 방사선요법이 효과적이며 통증의 90%는 감소시킨다. 진통제인 유산모르핀도 통증을 멈추는데 뛰어난 효과가 있다.

4. 유방암

일본여성의 유방암 발병수는 매년 조금씩 증가하여 1985년에는 자궁경부암을 누르고, 위암 다음으로 많은 암으로 2010년에는 위암을 누르고 대장암에 맞먹을 것으로 추정되고 있다.

미국에서는 8명에 1명이라고 할 정도로 발병률이 높지만, 일본은 미국에 비하면 아직은 적은 3분의 1에서 4분의 1정도에 지나지 않는다.

유방암은 유방에 생기는 악성종양으로 그 대부분은 유관에 발생하는 유관암이다.

유방의 구조

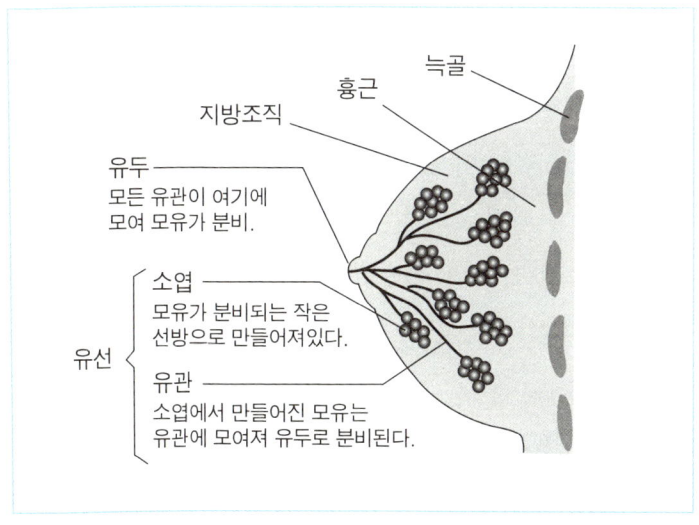

유방에는 유선이라는 조직이 있는데 유즙을 만드는 선방(소엽)이라고 하는 작은 선조직이 모여 포도의 방과 같이 되어 있고 각각 유관으로 연결되어 있다.

유방암의 90%는 이 유관에 발생하는 암으로 그 외에 소엽에 생기는 소엽암과 유두에 생기는 파제트병이다. 유관과 소엽에 발병하는 암을 비침윤암이라고 하고 그 외에 암을 침윤암이라고 부르지만, 응어리로 발견되는 경우의 대부분은 이 침윤암이다.

■ 원인

여성호르몬(에스트로겐)의 분비, 합성되는 기간의 길이와 정도에 관계하고 있는 것은 아닌가라고 추측하고 있다.

통계적인 결과에 의하면, 다음과 같은 사람이 고위험군 그룹이라고 한다.

40~50대의 여성, 미혼여성, 출산 경험이 없는 여성, 초경연령이 빠른 여성, 폐경연령이 늦은 여성, 첫아이의 고령출산(30~35세) 여성, 적게 낳은 여성, 자식이 없는 여성, 비만여성, 도시거주자, 고학력, 관리직의 여성, 이전에 유선종암의 수술을 받아 조직학적으로 유선증 등의 진단을 받았던 사람, 유방암 수술후 다른 한쪽의 유방에 발병과 근친자에게 유방암이 다발하는 가계의 여성 등을 들수 있다.

이 외에 BRCA라고 하는 특정의 유전자에 이상이 있다면 80% 정도의 확률로 유방암에 걸릴 수 있다고 한다.

◼ 증상

　유방암 증상의 제일은, 유방에 생기는 덩어리(mass)이다. 유방암환자의 90%이상은 이 덩어리에 의해 암이 발견되고 있다.
　생리주기에 따라 응어리의 단단함은 변화하지만, 정상 이상의 단단함과 덩어리가 신경이 쓰인다면 빨리 진찰받도록 해야 한다. 덩어리의 단단함과 통증의 유무는 개인차가 있다.
　덩어리 이외의 증상이라고 한다면, 통증은 10% 정도의 비율로 있고, 또 유두에서 혈성분비가 확인되는 경우도 있다.
　한쪽 유방의 어떤 구멍에 황색과 갈색의 분비물이 있는 경우는 위험하다. 그 외에 유두와 그 주변의 진물, 유방·유두의 변형, 유방 전체가 빨갛게 붓거나 겨드랑이 아래에 전이 임파절이 확인되어 만져지는 경우도 드물게 있다.

유방암 스테이지(Stage)

조기암	0기 (비침윤성암)	유방암이 발생한 유관 또는 소엽에 모여있는 경우
	Ⅰ기	종괴의 크기가 2cm 이하로 임파절과 다른 장기로 전이가 없는 경우
	Ⅱ기	종괴의 크기가 5cm 이하로 임파절로의 전이가 없는 경우, 또는 종괴의 크기가 5cm 이하로 겨드랑이 아래의 임파절로 전이가 있는 상태.
Ⅲ	a기	종괴의 크기가 5cm 이상이며, 겨드랑이 아래 임파절로 전이가 있는 상태. 또는 종괴의 크기가 5cm 이하라도 흉골의 임파절로 전이가 있는 상태.
	b기	종괴의 크기에 상관없이 늑골과 흉근에 고정되어 있거나 피층이 분리되거나 층이 벗겨진 것 같은 상태
	c기	종괴의 크기에 관계없이 쇄골아래, 또는 쇄골상 임파절로 전이가 있거나 겨드랑이 아래와 흉골의 옆 임파절에 전이가 있는 상태
	Ⅳ기	원격장기로 전이되어 있는 상태

* 위의 분류에 해당하지 않는 "염증성 유방암"이 있으며, 유방전체가 빨갛게 부어 올라, 굳어지며 진행이 빠른것이 특징으로 악성도가 가장 높은 유방암이다.

■ **검사와 진단**

시진視診… 상반신의 의류를 전부 벗고 거울에 비춰 팔을 아래로 내린 다음 유방에 굳은 부분과 패인부분, 부풀어 오른 부분이 없는지를 관찰한다.

촉진觸診 … 전문의라면, 촉진으로 65%이상의 확률로 악성, 양성 종양의 감별이 가능하다. 진찰대에 위로 향하게 눕게한 다음 어깨에 힘을 빼고 편안히 하게하고 손바닥 전체를 유방에 대고 손가락 끝으로 유방을 원을 그리듯이 만진다. 겨드랑이 아래와 유방의 외측상방에서 유두를 향해 만진다. 이상이 있다면 손가락 끝으로 자세히 조사한다.

다음으로 앉은 상태로 양측 겨드랑이 아래와 경부의 임파절이 붓지 않았는지 조사한다.

보조진단법 … 문진과 시진視診, 촉진觸診으로 발견되지 않는 조기 유방암에 대해서는 다음과 같은 보조진단법에 의해 최종적인 진단이 내려진다.

①맘모그래피(단순유방조영법) : X선으로 유방을 촬영하는 방법으로 유방 위아래와 좌우에 판을 끼워, 유방용 X선 장치로 촬영한다. 이 진단법의 확률은 약 63%라고 알려져 있다.

②유관조영법 : 유두로부터 조영제를 주입하고, X선검사로 유관 상태를 조사해 조기 종양을 진단한다.

③유관내시경 검사 : 가는 파이버스코프(fiberscope : 유리섬유에 의한 내시경)를 유두에 삽입해, 유관내 종암 상태와 출혈부위 등을 진단한다.

④에코(초음파 검사) : 유방 표면에 초음파를 대어 되돌아 오는 반사파를 측정하여 종양의 성상을 알아본다. 유방암의 검사중 가장 통증이 적고 부작용이 없어 반복해서 실시 할 수 있으며 진단률은 약 80%이다.

⑤세포진 : 현미경으로 세포의 성질을 조사하는 검사로, X선이나 에코와 달리 암세포를 직접 확인하는 것이다.

세포진으로는 유두에서 나온 이상 분비물을 현미경으로 보는 경우와 정맥 주사용의 가는 침으로 유방속 종괴에 직접 찔러 미량의 세포를 채취하여 현미경으로 알아 본다.

유방암을 진단하는 검사중 가장 유효한 검사고 정확도는 93% 이상이라고 알려져 있다.

⑥그 외의 진단법 : 자기공명 단층촬영(MRI)과 동위원소 검사 등이 시행되고 있지만, 일반적으로 시행은 하지 않는다.

■ 치료

유방암에 대한 기본적인 치료법은 수술이지만, 보조 요법으로 화학요법(항암제)과 면역요법, 내분비요법 (호르몬제), 방사선요법 등이 있다.

예전에 수술은 유방과 흉근전부를 절제하는 수술이 행해지고 있었지만, 최근에는 흉근과 유방의 일부를 제거하는 유방보존수술이 일반적이다.

  또 절제수술에 의해 결손된 부분을 자신 신체의 지방이나 근육을 이식하여 유방을 복원하는 수술도 적극적으로 행해지고 있다. 그에 따라 수술후 정신적인면과 육체적인 면에서의 좌절감을 줄이고 삶의 질 향상을 얻을 수 있게 되었다.

5. 자궁암

자궁에 발병하는 암에는 자궁 입구 부근에 발병하는 「자궁경부암」과, 자궁체부의 내막에 발병하는 「자궁체암」두 가지가 있다.

일본에는 자궁경부암이 압도적으로 많아, 자궁암 전체의 약 90%를 차지하고 있다. 발병 연령은 40~60대에 많은 병이지만, 최근에는 저연령화되어 20~30대의 발병도 증가하고 있다.

또, 자궁체암은 폐경을 계기로 발병하기 쉽고, 55세 전후가 발병 연령의 최고조이다. 자궁내막에 생긴암은 월경시에 벗겨지기 때문에 주기적인 월경이 있을때는 발병되기 어렵다.

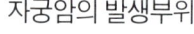

자궁암의 발생부위

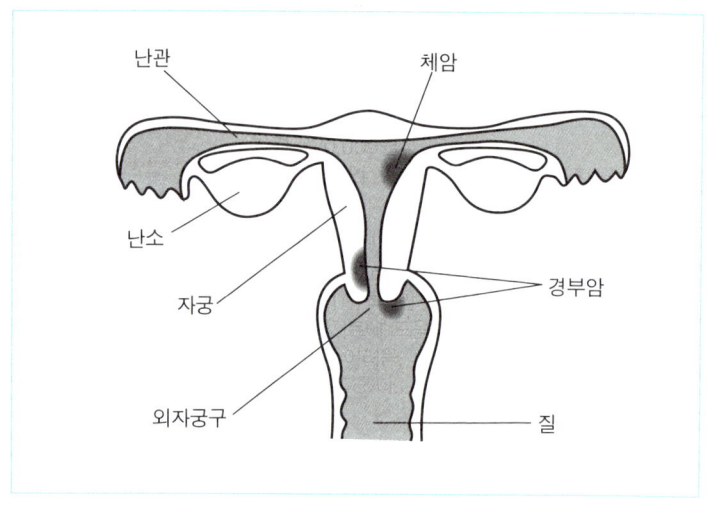

자궁경부암

■ 원인

자궁경부암은 자궁의 경부에 발병하는 암으로 원인은 확실히 모르지만, 환자 통계와 분석으로부터 ①성경험이 빠른 경우 ②성 파트너가 많은 경우 ③초산 연령이 빠른 경우 ④다산인 경우 ⑤임신 중절 회수가 많은 경우 라는 것이 위험인자로 알려져 있다.

이와 같이 자궁경부암은 성생활과 꽤 밀접한 관계가 있다. 그 외에 발생원인으로는 HPV(인체유두종바이러스)와의 관련도 지적되고 있다.

이 바이러스를 가진 사람이 빨리 자궁경부암에 걸린다고 정해져있지 않지만, 감염이 발견되었을 때는 정기적인 검진을 받을 필요가 있다.

■ 증상

암이 진행하기 시작하면, 부정기 출혈, 성교시 출혈, 평상시와 다르게 대하가 증가하거나 한다. 하지만 암이 점막내에 머물러있는 0기일 때는 자각증상이 거의 없다. 이 단계에서 발견하여 치료 받으면 100% 완치 된다.

자궁경부암의 진행방법은 0기부터 진행하여 Ⅰ기가 되면 암은 점막을 뚫고 안의 조직에 이르며, Ⅱ기가 되면 자궁경부를 넘어서 주위로 퍼지는 동시에 색깔이 있는 대하와 출혈이 많아진다.

Ⅲ기가 되면 골반까지 다달아 질의 3분의 2이상이 침범 당하고 허리와 복부, 하지 등에 강한 통증이 생긴다. Ⅳ기가 되면 암은 방광, 직장 등 골반외까지 퍼지게 되며 혈뇨와 혈변이 생기게 된다.

일반적으로 초기의 자궁경부암은 자각증상이 없기 때문에 30세 이후가 되면 1년에 1회는 자궁암의 검진을 받아 조기 발견하는 것이 매우 중요하다.

◉ 검사와 진단

문진과 내진 외에 세포진 검사가 행해진다. 이것은 자궁의 입구 부분을 면봉과 브러시 헤라로 문질러 세포를 채취하여 그것을 파파니코로 염색하여 현미경으로 조사하는 것이다. 통증 없이 간단하게 받을 수 있는 검사이다.

세포진으로 의심되는 사람은 질확대경(Colposcopy)검사로 조직검사를 하거나 내시경에 의한 경관내시경검사 등을 실시한 후에 진단이 내려진다.

◉ 치료와 예후

자궁경부암의 치료는 수술 요법과 방사선 요법이 중심이다. 초기라면 자궁 적출수술만으로도 해결되지만, Ⅲ기 이후의 진행 암이나, 당뇨병이나 고혈압 환자처럼 수술이 곤란한 경우는 방사선 요법이 행해진다.

대부분의 경부암에는 방사선요법이 유효하고 그 치료 효과도 수술에 의한 치료와 비슷한 성적을 올리고 있다.

 자궁경부암의 치료후 5년 생존률을 보면 0기 100%, Ⅰ기 90%로 빨리 발견될수록 치료율도 높아진다.

자궁체암

 자궁체암은 자궁경부암에 비해 적지만, 근래 확실하게 증가하고 있는 암으로 그 이유는 식생활의 서구화, 초경연령이 빨라진 것과 폐경연령이 늦어진 것에 의한 내분비환경의 변화가 큰 영향을 준다.

 자궁체암은 보통 50세이상 폐경후 많이 발생하지만, 아직 생리를 하는 40대에도 발병되기 때문에 폐경전이라 해도 검사가 필요하다.

▣ 발생 부위와 원인

 자궁체암은 자궁의 체부로 불리는 부푼 부분의 내벽에 생기는 암이다. 자궁경부암의 원인이 성경험에 관계하고 있는 것에 비해 자궁체암은 체질과 호르몬 밸런스의 변동 등이 발생에 깊이 관계하고 있다고 알려져 있다.

 젊었을 때부터 불임증이었던 사람, 출산경험이 있어도 불임상태가 장기간 계속된 사람 등은 자궁체암의 발생률이 높다. 더불어 비만, 당뇨병, 고혈압과도 밀접한 관계가 있다고 알려져 있다.

◼ 증상

증상으로는 월경과 관계없는 출혈, 대하, 배뇨통과 배뇨 곤란, 성교통, 골반부위 통증 등이 있다. 특히, 폐경후 출혈이 소량이라도 장기간 지속되면 검진을 꼭 받을 필요가 있다.

◼ 검사와 진단

자궁체암 검사로는 세포진과 조직진이 있다. 자궁체암의 세포진은 자궁경부암과 같이 자궁 입구에서 채취하는 것만으로는 발견할 수 없기 때문에 자궁강내에서 내막세포를 직접 채취하여 조사하는 방법이 행해지고 있다.

내막세포진은 자궁안에 튜브를 삽입하여 흡인하거나 플라스틱 봉을 삽입하여 문질러 채취하며, 통증이나 출혈도 없다.

세포진으로 자궁체암이 의심되면, 채취한 내막조직을 현미경으로 조사하는 조직검사를 한 후 진단이 내려진다.

◼ 치료

자궁체암의 경우는 수술요법이 중심이다. 이유는 자궁체암 대부분이 선암이라고 하는 종류의 암으로 방사선요법으로는 치료되기 어렵기 때문이다.

선암은 임파절로 전이되기 쉽기 때문에 자궁 적출술외에 골반내의 임파절도 함께 적출하거나 대동맥 주변의 임파절도 함께 적출하기도 한다.

수술요법은 마취기술의 진보에 의해 고령인 환자도 실시 할 수 있게 되었다. 합병증 등으로 수술 할 수 없는 환자의 경우는 방사선요법, 항암제에 의한 화학요법, 호르몬요법 등을 병용하여 치료가 행해진다.

6. 간암

간암에는 간의 세포가 악성화되어 생기는 원발성 간암과 간 이외의 장기에 생긴 암이 간으로 옮겨와서 생기는 전이성(속발성) 간암이 있다. 간은 다른 장기(대장, 위, 췌장, 담낭, 유방)의 암이 쉽게 전이되기 때문에, 최종적으로 3~5%는 전이성암이라고도 불리고 있다.

원발성간암은 간세포암(간암)이 90%이상을 차지하고 있고, 그 대부분의 원인은 간염이다. 간암환자는 해마다 증가하고 있고, 환자의 약 15%는 B형 간염바이러스, 약 75%는 C형 간염바이러스로 발생되고 그리고 약 80%는 간경변의 합병증으로 유발되고 있다.

■증상과 조기발견

암이 작으면 거의 증상이 없다. 복부팽만감, 상복부통, 전신부종, 식욕저하, 체중감소, 황달 등의 증상이 있을 때는 이미 심한 진행암으로 치료도 곤란하다. 또, 간경변의 일반 증상과도 구별이 어렵다.

간암은 만성간염과 간경변으로부터 발병하기 쉽고 특히 B형, C형간염 바이러스에 의한 만성간염과 간경변은 매우 간암이 발병하기 쉬운 상태이다.

따라서, 정기적으로 검사를 받아 조기발견하는 것이 간암 예방의 제 1단계이다.

■검사

검사는, 주로 혈액검사와 초음파검사가 행해지며 이상이 확인되면, 정밀 검사가 행해진다.

혈액검사 … 간기능검사(GOT, GPT, ALP) 등의 검사를 시작으로 간염바이러스 검사를 실시하게 된다. 또 종양을 만들어 내는 물질을 종양마커라고 하는데 간암의 종양마커를 측정하는 것으로 암을 발견할 수 있다.

초음파검사 … 몸에 고통과 해를 안주고 할 수 있는 간편한 검사이다. 간의 정상조직과 세포 등의 성질이 다른 조직의 경계에 음파를 일으켜 그것을 영상으로 찍어 작은 암도 진단할 수 있다.

최근에는 조영제를 사용하여 종양의 감별과 치료효과 판정이 가능하게 되었다. 또한 수술중에도 초음파검사가 행해져 수술전에 진단할 수 없었던 작은 병변을 발견할 수 있다.

X선 CT검사 … X선을 이용한 단층촬영으로 인체 단면 영상을 볼 수 있다. 조영제를 사용하여 1㎝의 암도 진단할 수 있지만, 조기 간암은 보이지 않는 것도 있다.

MRI검사 … 자기공명영상이라고 하며, 자기를 이용한 화상검사이다. 요오드알레르기가 있는 사람도 받을 수 있고, 방사능 노출이 되지 않는 이점이 있다. CT와 같은 조영제를 사용하여 보다 작은 병소를 발견할 수 있다.

혈관조영술 … 카테터(가는관)를 간 동맥에 넣어 조영제를 주입하면 간과 그 주변에 침착된다.

조영제는 기름성분으로 3주정도 지나면 암이 아닌 부분은 완전히 제거되므로 조영제가 침착된 암 부분은 CT로 찍어보면 하얗게 보여 대조가 되며 정확도가 높은 검사이다.

▣치료

다양한 치료법이 있지만, 암의 성질이나 진행도 등을 고려하여 치료법을 선택한다. 수술 요법이 가장 유효한 치료의 하나이며, 간경변을 동반하는 간암도 안전하고 확실하게 암을 절제 할 수 있다.

간동맥색전술

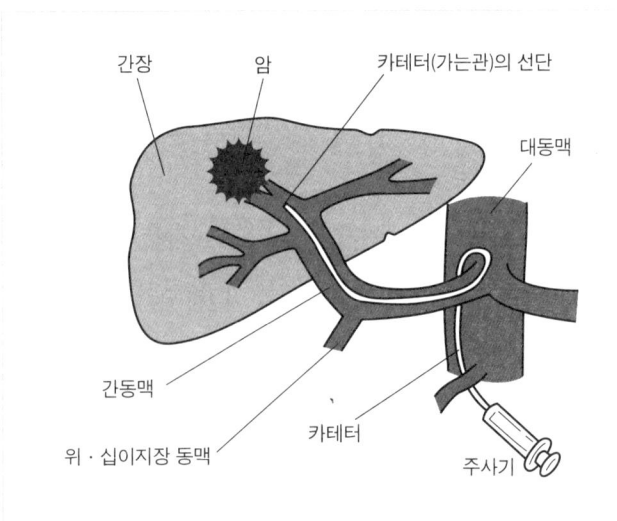

간동맥색전술은 암세포에 연결되어 있는 간동맥을 막음으로써 영양을 단절시키는 방법으로 카테터(가는관)로 색전물질을 주입한다.

 그 외 카테터(가는관)를 간동맥에 넣은채 지속적으로 항암제를 주입하는 간동맥을 이용한 화학요법과 초음파화상을 보면서 간에 가는 침을 꽂아 침의 앞부분이 종양으로 들어가면 에탄올을 주입하여 암세포를 사멸시키는 에탄올 국소요법이 있다.

 또, 피부를 통과하여 간에 침을 찔러 고주파로 열을 가해 종양을 괴사시키는 방법(고주파치료)과 방사선치료도 치료법의 하나이다.

7. 위암

2002년 일본에서 위암으로 사망한 수는 4만9천2백13명으로, 암 사망 총수의 약 16%로 폐암 그 다음으로 많다.

1999년까지는, 위암은 암 사인의 제 1위를 차지하고 있었지만, 서서히 저하되어, 2000년부터는 남성은 폐암이 제 1위가 되고 위암이 2위가 되었다. 위암은 일본인이 가장 많이 걸리는 암이지만, 사망률은 해마다 저하되고 있다.

이유는 위암의 정기 검진이 보급되어 조기에 발견할 수 있게 되었고 검사기기의 정밀도가 높아져 지금은 1㎝ 이하의 암도 발견할 수 있게 되어 조기치료가 가능하게 되었기 때문이다.

위벽의 구조

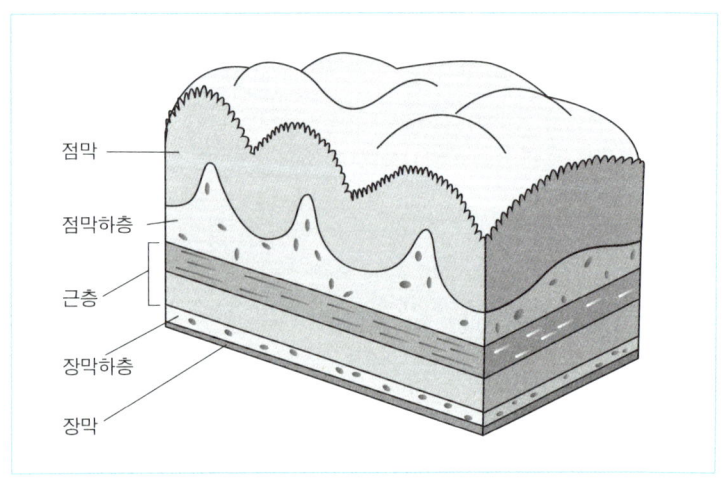

■발생 부위

위벽의 구조는, 안쪽에서 바깥쪽으로 향하여, 점막층, 점막하층, 근층, 장막하층, 장막층으로 되어 있으며 위점막은 위벽에서 분비되는 점액에 의해 위액의 소화작용으로부터 보호를 받는다. 이 점막세포(위점막)에 무엇인가가 원인이 되어 돌연변이를 일으켜 이상하게 증식해 가는 것이 위암이다.

위암이 생기기 쉬운 부위는 위의 상부인 위저부胃底部와 위의 중앙부인 위체부胃體部, 십이지장에 가까운 유문전정부幽門前庭部에 발생하기 쉽고 특히 많이 발생하는 부위는 유문전정부로 위암

위의 구조와 암이 발생하는 부위

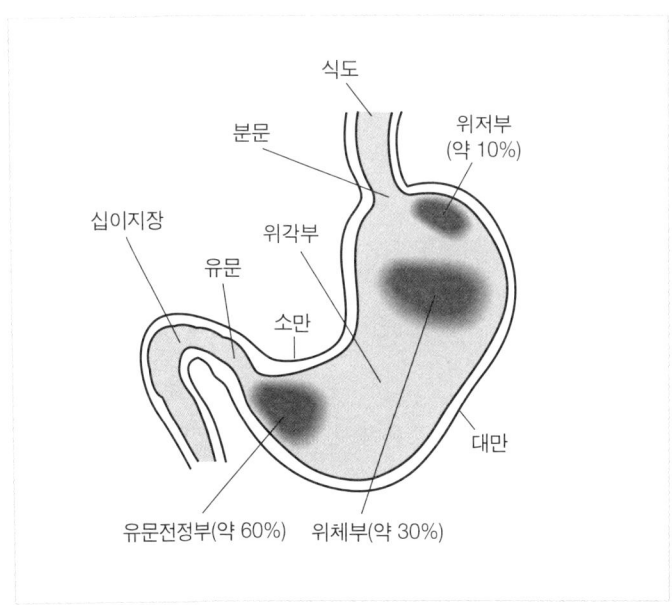

전체의 60%를 차지하고 있다. 젊은 사람의 위암은 주로 위체부에 생기는 것이 특징이다.

■원인

위암의 원인은 아직 밝혀지지 않았지만, 지금까지의 데이터를 보면 생활환경이 꽤 영향을 주고, 특히 식생활이 위암 발생에 깊이 관여하고 있다고 생각된다.

식생활과 위암의 관계로 보면 먼저 염분의 과잉섭취를 들 수 있다. 이것은 위벽이 염분에 의해 파괴되어 암이 발병하기 쉬운 상황을 만들기 때문이다.

또한 고기와 생선 등의 탄 부분에는 여러종류의 발암물질이 함유되어 있어 이것도 위암을 유발시키는 요인이라고 생각된다. 이 외에 뜨거운 음식과 간식, 야식, 밥을 빨리 먹는 것 등의 불규칙적인 식습관, 녹황색야채와 우유 등의 섭취부족도 위암발생을 높일 수 있다.

식생활 이외에는 흡연습관이 가장 큰 영향을 준다. 담배를 피우는 사람은 피우지 않는 사람에 비해 위암에 걸릴 확률은 1.6배나 높다고 알려져있다.

또 위암환자의 부모를 조사해보면, 그렇지 않은 사람의 부모에 비해 1.7~2.2배나 위암 환자가 많다고 하는 데이터도 있는데, 이것은 유전적인 요인이라기 보다는 식생활이 부모로부터 자식에게 전해진 것이 요인이라고 생각된다.

■ 증상

위암이 진행되면, 명치부근이 뻐근하거나 답답하고, 불쾌감과 가벼운 통증, 명치 언저리에 쓰리고 아픈 증상 등이 나타난다.

증상이 진행되면 구토감, 구토, 커피색의 토혈, 검은변, 석탄모양의 변 등이 보여지며, 전신증상으로는 체중의 감소, 빈혈, 피로감, 나른함, 허약감 등이 있다.

그 외, 암이 생긴 부위에 따라 증상이 다른데 분문(식도와 위가 이어지는 부분)부근에 생기면 음식물을 삼킬 때 당기듯이 메어지는 느낌이 있다. 또 유문부근에 생기면 먹은 음식이 장으로 잘 내려가지 못하기 때문에 토하거나 트림이 나온다. 또 명치를 만져보면 덩어리를 느낄 수 있거나 복수가 차올라 배가 부풀어 오르기도 한다.

■ 진행도와 생존률

암이 위벽의 점막층 또는 점막 하층에 머무르고 있고 근층까지 도달하지 않은 경우는, 전이가 거의 없는 조기암이라고 진단된다. 그러나 침윤이 그것보다 깊은 경우는 전이의 위험이 있는 진행성 위암으로 구별한다.

최근에는 정기검진이 널리 보급되고, 진단법이 진보됨에 따라 조기발견후 조기치료가 가능하게 되었고 수술과 내시경적 절제에 의해 치료한 위암 가운데 조기암의 빈도가 현저하게 증가하여 70%에 달한다.

그에 따라 생존률에 있어서도 이전에 비해 매우 향상 되었다. 전이가 적은 조기암이라면 예후도 양호하고 5년 생존률은 90~100%로 높아졌다.

단, 장막까지 도달한 위암이라면 생존률은 30%이하로 현저하게 저하된다. 그러므로, 조기발견을 위해 증상이 없어도 년 1회의 검진은 받는 것이 중요하다.

■검사

위암의 진단법은 매우 진보하고 있어 X선, 내시경, 위생검 등의 검사가 있다.

X선 검사 … 조영제(바륨액)를 마시고, 위의 상태를 조영하고, 위 속에 공기를 넣어 위암의 징후인 융기상이 있는지를 찍는다.

내시경 검사 … 대단히 작은 비디오카메라가 붙은 전자내시경으로 검사를 한다.

이것은 종래의 위카메라나 파이버스코프(fiberscope : 유리섬유에 의한 위 내시경, 방광경 등)에 비해, 양질의 화상을 얻을 수 있고 모니터로 진단할 수 있으므로, 여러명의 의사가 동시에 진단할 수 있다.

또, 환자 자신에 있어서도 모니터로 위속의 상태를 보면서 검사를 받을 수 있기 때문에 안심할 수 있다.

내시경에 의한 검사는 위의 점막상태와 색조의 변화도 선명하게 관찰할 수 있기 때문에 X선 검사로는 찾기힘든 경우 (예를 들어 그다지 변화가 없는 암이나 쌀알크기보다 작은 암)라도 용이하게 발견할 수 있다. 또, 내시경 검사 그 자체도 이전과 같은 괴로움 없이, 통증과 불안감을 없애기 위한 약을 주사하고 실시하기 때문에 고통을 느끼지 않고 검사를 받을 수 있다.

위생검 … 암 진단을 보다 확실히 하기 위해서 내시경으로 관찰하여 의심스러운 부위의 조직을 채취해 알아보는 검사이다.

이 검사는 암의 조직형까지 진단할 수 있는 X선과 생검을 병용한 내시경 검사로서 직경 5~10㎜ 이내의 작은 위암도 발견할 수 있다.

■ 치료

위암의 치료는 수술이 우선이며, 그 수술방법은 암이 생긴 부위나 진행도에 따라 다르다. 다만 수술이 불가능한 진행암이나 재발암의 경우는, 항암제가 사용된다.

위암은 항암제의 효과를 보기 어려운 암의 하나이지만, 효과를 강하게 하고 부작용을 억제한 치료가 가능하게 되었다.

수술 요법 … 조기암이면 위의 일부를 절제 하는 것만으로 치료가 가능하지만, 암이 진행되어 위벽으로 깊게 침윤한 경우는 위를 전부 제거하고, 경우에 따라서는 췌장과 비장, 대장 등 주변의 장기도 함께 제거한다.

임파절전이가 위에서 떨어진 부위에 생긴 경우는 수술전에 항암제에 의한 치료를 실시하여, 전이를 소실시킨후 수술하는 경우도 있다. 또, 수술후 암세포가 조금이라도 남아있다고 생각되는 경우는 항암제요법이 보조적으로 병용된다.

어쨌든, 수술후 환자의 삶의 질(QOL)을 고려하여 어떻게 수술 부담을 적게 하여 위암을 전멸시킬까? 그러기 위해서는 가장 적절한 치료가 선택되도록 신중히 검토해야 한다.

내시경적 제거 … 점막내에 머물러있는 조기암이라면 내시경으로 관찰하면서 고주파전류로 암부분을 제거한다. 이것은 개복수술이 아니기 때문에 환자 부담이 거의 없고, 2~3일 입원으로 치료할 수 있다.

이 치료는 환자의 육체적 부담이 적기 때문에 수술이 불가능(다른 질환이 있다거나, 고령으로 수술할 수 없는)한 환자에게 응용할 수 있다.

내시경적 제거가 가능한 암은 분화형의 암으로 크기가 2㎝ 이하의 편반형, 궤양성 변화를 동반하지 않는 1㎝ 이내의 패인암에 적용된다. 이 내시경적 제거가 적용되는 암이 최근 많이 발견되어 조기위암의 약 30%가 이 치료로 치유되고 있다.

특히 70세 이상의 고령자의 조기암은 거의 분화형으로 이 내시경적 제거로 치료가능하다.

제2장

항암성분인
베타글루칸

1. 베타글루칸이란?

2. 항암성분인 베타(1,3)글루칸

3. 베타글루칸의 역사와 연구

4. 베타(1,3)글루칸의 면역 재생 작용

5. 베타(1,3)글루칸의 정체

항암성분인 베타글루칸

1. 베타글루칸이란

 베타글루칸이라 하면 마치 단일 화합물을 나타내는 듯한 느낌을 주지만 실제로는 상당히 애매한 집단에 대해 임의적으로 부여된 단어이다.
 당질 화학이라고 하면 일찍이 전분, 섬유, 제지 등의 특수한 고분자 산업이 천연물 유지화학, 정밀유기화학, 의약품 화학과는 별세계에 속해 있는 것처럼 인식되었다. 때문에 이렇게 애매한 정의가 무심코 허용되고 만 것이다.
 베타글루칸은 천연 고분자이기 때문에 분자량으로만 보아도 단일한 것은 존재하지 않는다. 합성품이 가능하다면 좋겠지만 천연 모양에 필적할 분자량을 갖춘 것이 생겼다는 이야기는 들어 본적이 없다.
 가령 가능했다고 하더라도 좀처럼 천연의 그것과는 같아지기 어려울 것으로 생각된다.

2. 항암 성분인 베타(1,3)글루칸

버섯에 항암 작용이 있다는 것은 옛날부터 잘 알려져 온 사실이다. 다만 버섯의 어떤 성분이 항암 작용을 하는가가 규명된 것은 20세기에 들어서였다. 글루칸에 그 비밀이 숨겨져 있었던 것이다.

글루칸이라고 한다면, 아미로스, 글리코겐, 덱스트린, 셀룰로즈 등이 그 대표이다.

글루칸은 크게 나누면 알파(α)와 베타(β)로 나누어지며, 전분이나 덱스트린 등은 알파글루칸에 해당한다.

베타글루칸의 종류

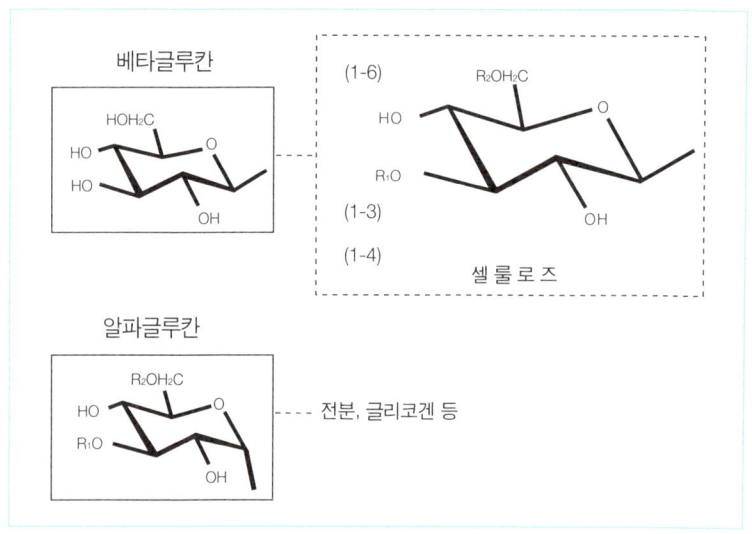

한편 베타글루칸에는 베타(1,4), 베타(1,6), 베타(1,3)등 몇 가지 종류가 있다.

 베타(1,4)글루칸이라는 것은 셀룰로오스이다. 자연계에 있는 균류에는 항암작용이 그다지 없는 베타(1,6)글루칸도 많다.

 항암작용이 있는 것은 베타글루칸중에서 '베타(1,3)글루칸'이라는 것이 최근의 연구로 밝혀지게 되었다.

3. 베타글루칸의 역사와 연구

인간의 면역력을 높여서 암을 치료하고자 하는 시도는 이미 오래전부터 행해져 왔다.

효모상 진균의 세포벽 베타글루칸의 기본구조

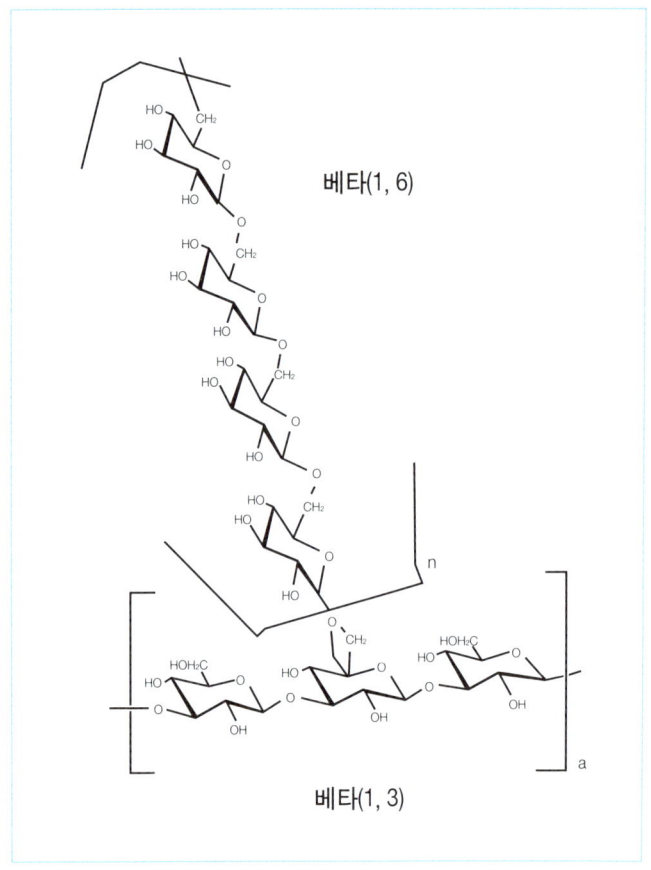

버섯에 함유된 베타글루칸 성분이 항암 물질로서 세상에 알려진 것도 20세기 중반 무렵이었다. 당시 많은 연구자들이 설탕에 개미 꼬이듯이 베타글루칸에 매혹되어 연구에 몰두하고 있었다. 그리고 1975년에 그것이 집대성되어 암의 치료약이 만들어졌는데, 바로 구름버섯의 '클레스틴'(PSK)', 표고버섯의 '렌티난(LNT)', 치마버섯의 '소니필란(SPG)' 이었다.

 이것들은 암에 대한 면역요법제로 병원에서 실용화되어 암치료약으로 사용되게 되었다.

 동물 실험을 통해 베타글루칸이 대식세포, T세포, 자연살해세포(Natural Killer) 등에 대해 면역 증강 작용을 한다는 사실이 밝혀졌다. 그러나 당시에는 아폴로 우주선이 달표면에 착륙한지 10년도 더 지났지만, 과학의 진보와는 상관없이 베타글루칸에 대한 상세한 연구(모양, 구조, 작용)는 늦어지고 있었다.

 더욱이 그 무렵 베타글루칸의 항암 작용에는 3중 나선 구조가 필요하다는 설이 나오면서 격렬했던 베타글루칸의 연구 전쟁은 끝을 향해 치닫게 되었다.

베타(1,3)글루칸을 함유하고 있는 버섯

(1970년~1999년 연구발표)

Lentinus edodes	표고버섯 ★(렌티난)
Pleurotus ostreatus	느타리버섯
Pholiota nameko	나도팽나무버섯
Flammulina velutipes	팽나무버섯
Tricholoma matsutake	송이버섯
Lyophyllum shimeji	땅찌만가닥버섯
Schizophyllum commune	치마버섯 ★(소니필란)
Crepidotus variabilis	다색귀버섯
Lyophyllum ulmarium	만가닥버섯
Grifola umbellate	저령버섯
G. frondosa	잎새버섯
Coriolus versicolor	구름버섯 ★(클레스틴)
Fomes fomentarius	말굽버섯
Volvavlella volvacea	풀버섯
Auricularia auricula-judae	목이버섯
Ganoderma lucidum	영지버섯
G. applanatum	잔나비걸상버섯
Fomitopsis pinicola	소나무잔나비버섯
Dictyophora indusiata	망태버섯
Sparassis crispa	꽃송이버섯

* ★표시는 의약품으로 허가 난 것임.

그와 아울러 베타글루칸이 주사에서는 항암력이 발현되지만 경구(내복약)투여에서는 그 효과가 없다는 이야기도 나와서 베타글루칸의 암 면역 요법에 대한 연구는 점점 인기를 잃어갔다.

한편 각 제약 회사들이 새로운 강력한 항생물질 개발에 열을 올려 신약 개발 전쟁이 시작된 것도 이 무렵이었다. 또한 검사 기계나 수술 기구의 진보와 맞물려「암은 잘라내는 것」이라는 인식이 확대 되어 외과 수술이 빈번히 행해진 시기였다.

버섯의 추출 성분에 대해서는 많은 연구가 이루어졌지만, 각 성분에 대해서는 상세한 연구가 충분하게 이루어지지 않았고, 생산자가 버섯 붐에 편승해서 성분이나 질을 고려하지 않고 대량으로 버섯을 생산함으로써 연구자들의 정열을 꺾기도 했다.

정말로 모든 것이 밝혀진 것일까? 절대로 그렇지 않다. "좀 더 알고싶다. 보다 자세하게 알고 싶다"라고 하는 것이 연구자의 기본 자세인 것이다.

4. 베타(1,3)글루칸의 면역 재생 작용

도쿄 약과 대학 약학부 제 1미생물학 교실이 발족할 당시는 잎새버섯의 재배가 가능해졌다고 떠들썩하던 시절로 바이오 관련 분야에 진출을 꾀하는 기업도 많이 늘어났다.

세균, 진균, 식물에 함유되어 있는 많은 성분의 면역 조절 작용에 관한 연구가 시작된 시기이기도 했다.

미야자키 토시오 교수 시대부터 진균 다당에 대한 연구를 하고 있었기 때문에 연구상의 기초 기술은 마련되어 있었다. 그래서 잎새버섯을 제재로 한 종양 면역 연구에 연구실의 총력을 기울일 생각이었다. 잎새버섯의 베타글루칸 연구는 오늘날까지 계속되고 있다.

성과는 그리포란(잎새버섯, Grifolan : GRN)이라는 명칭으로 지금까지 학술 잡지 등에 많이 보고되어 왔다. 몇년 늦게 균핵균으로부터 베타글루칸을 분리하여 이쪽에서는 SSG(균핵균)라고 하는 명칭으로 보고 되어왔다.

그리포란(잎새버섯, Grifolan : GRN)도 SSG(균핵균)도 주사슬이 베타(1,3)결합이며, 베타(1,6)분기를 하고 있다. 분지의 정도(분지도)는 그리포란(잎새버섯, Grifolan : GRN)에서는 주사슬 3잔기당 하나이며, SSG(균핵균) 주사슬 2잔기당 하나로 각각 차이를 보인다. 분자량은 양쪽 모두 100만 전후이지만, 크기에서는 상당한 차이를 보이고 있다.

그 외에 뇌환, 주발버섯, 영지 등의 베타글루칸에 대해서도 계속 다루어 왔지만, 이들에 대해서는 아직 연구가 진행중이다.

현재 주목을 받고 있는 아가리쿠스(Agricus blazei)는 브라질 산의 노지 재배물로서 베타(1,3)을 주결합으로 하는 다당은 거의 검출할 수 없었다.

꽃송이버섯은 1998년 가을부터 추출물을 조제해서 분석해 왔는데, 추출 방법은 종래부터 실시하고 있는 방법을 택했다. 꽃송이버섯의 열수 추출물, 냉알칼리 추출물 및 열알칼리 추출물을 순차적으로 작성했다. 이들을 분석해 보았더니 그리포란(잎새버섯, Grifolan : GRN)이나 SSG(균핵균)와 유사한 6분기 베타(1,3)글루칸이라는 것이 판명되었다.

이 연구에서 특히 흥미를 끄는 것은 꽃송이버섯은 열수 추출에서도 상당한 함량의 베타(1,3)글루칸이 추출되었다는 점이다. 다른 성분은 함량이 매우 적고, 추출물 그 자체가 베타(1,3)글루칸이었던 셈이다. 이것은 다른 버섯에는 없는 커다란 특징이라고 말할 수 있다.

이 성과의 일부는 1999년 3월에 도쿠시마에서 열린 일본 약학회에서 보고되어 화제를 일으켰다. 또한 그 내용이 TV와 신문에 보도 되었다.

5. 베타(1,3)글루칸의 정체

항암 작용은 베타(1,3) 결합과 밀접한 관련

베타글루칸에는 몇가지 종류가 있는데, 항암 작용을 하는 것으로 알려진 것은 베타(1,3)글루칸이다. 여기서는 베타(1,3)으로 축약해서 설명하기로 한다.

베타(1,3)의 입체구조

베타(1,3)은 그 형태의 입체 구조에 따라 작용이 크게 달라진다는 것이 밝혀졌다. 베타(1,3)의 입체 구조는 다음 네가지로 분류할 수 있다.

1. 졸형(랜덤코일)
2. 1중 나선형
3. 3중 나선형
4. 불용성

20년 전에는 3중 나선형만 항암 작용을 하는 것으로 알았지만, 많은 실험 결과, 1중 나선형이나 졸형 구조에도 활성이 있다는 것이 밝혀져 반드시 3중 나선형이 필요한 것은 아니라는 것도 밝혀졌다.

베타(1,3)글루칸의 3중 나선구조

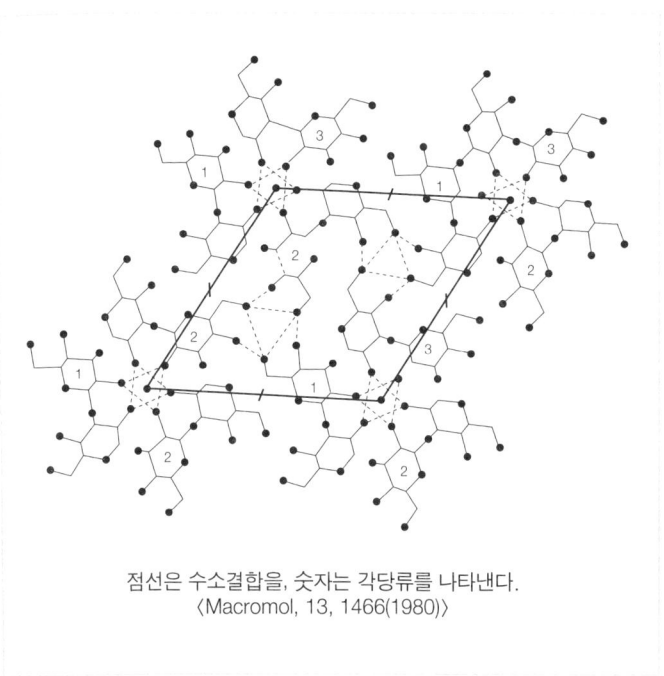

점선은 수소결합을, 숫자는 각당류를 나타낸다.
〈Macromol, 13, 1466(1980)〉

베타(1,3)의 생체내 분포

베타(1,3)글루칸은 주사투여(복강, 정맥) 할 경우 혈액을 통해 직접 장기(간, 병소)에 보내지기 때문에 유효하지만 경구투여의 경우는 흡수되지 않고 배출된다는 가설이 있었다. 이것은 베타(1,3)글루칸뿐만의 문제가 아닌 많은 항암작용이 있는 식품과 추출물질에 대해서도 말하는 것이다.

동물(사람도 포함)의 장관이 흡수할 수 있는 분자의 크기에는 한계가 있어 흡수되지 않는 물질이 많기 때문이다.

베타(1,3)의 특징

인간의 소화관에는 베타(1,3)을 소화, 흡수하는 효소가 없기 때문에 경구 투여하면 소장에서 흡수되지 않고 배설되는 것은 아닐까 하는 견해가 있었다. 그 이유는 베타(1,3)의 크기가 소장에서 흡수하는 구멍의 크기보다 크기 때문이다.

당구를 예로 들어 생각해보면, 당구공이 구멍보다 크다면 절대로 구멍에 들어가지 않는다. 구멍보다 작기때문에 들어가는 것이다.

그러나 도쿄 약과대학 연구진은 백혈구의 표면에 존재하는 덱틴-1(Dectin-1)이라 불리는 단백질이 면역계에 영향을 준다는 사실을 새롭게 발견했다.

인공적으로 덱틴-1의 유전자를 손상시킨 동물실험에서는 폐렴 등의 증상이 악화되고, 면역력이 저하된 상태에서는 덱틴-1을 만들 수 없어, 면역력 감소와 증상이 상호 연관되어 사망률이 높은 것으로 나타났다. 결국 덱틴-1이 손상되면 사이토카인(Cytokine)이 생성되지 않는다는 사실을 확인한 것이다.

연구팀은 이런 사실을 토대로 ㈜미나헬스에서 연구개발된 하나비라다케(꽃송이버섯)에서 추출한 베타(1,3)글루칸을 덱틴-1이 손상된 대조군(세포)에 투여한 결과 베타(1,3)글루칸에 의해서만 면역력이 증가하는 것을 확인했다.

이 결과는 꽃송이버섯에서 추출한 베타(1,3)글루칸의 면역증강 메커니즘 효과를 의과학적으로 증명한 최초의 결과다. 관련 내용은 네이쳐지 2007년 1월호에 표지논문으로 게재되어 국제적으로도 공인받았다.

제3장

신비의 꽃송이버섯

1. '대단해'라고 탄성을 지른 교수
2. '분석 시험 성적서'의 수치를 보고, 순간 의심
3. 베타글루칸양이 아가리쿠스의 3배
4. 통산성이 수탁한 균을 시험용으로 이용
5. TV뉴스에도 전해진 항암 작용의 연구 성과
6. 항암 작용이 있는 베타글루칸은 베타(1,3)글루칸뿐!
7. 신비의 버섯 '하나비라다케(꽃송이버섯)'
8. 동물 실험으로 100% 암 억제
9. 경구투여로 항암효과 증명
10. 균상제작방법의 특허 취득
11. 제 61회 일본 암학회에 연구성과 발표
12. 하나비라다케 MH-3와 이소플라본의 병용 임상시험

신비의 꽃송이버섯

1. "대단해"라고 탄성을 지른 교수

꽃송이버섯의 인공재배시험이 시작되어 우리들은(야도마에 교수를 중심으로 한 연구 스탭) 매일매일 연구실에서 관찰하면서 하루를 보내는 나날들이었다.

제2차 재배시험이 한창으로 꽃송이버섯의 균사를 배양하여 3주정도 지났을 무렵 꽃송이버섯 배양 병속에 잡균(대부분이 대장균과 길초균桔草菌이었다.)이 혼입되어 번식을 시작하고 있는 것을 알게되었다.

"앗, 다시한번 균사 배양부터 시작하지 않으면 안되겠군"이라고 한순간 재가 되어버린 느낌이었지만 "그렇지 어떤 과정을 거쳐 잡균이 꽃송이버섯의 균사를 공격하는지 관찰해보자"라는 생각으로 그대로 놓아두었다. 그리고 관찰하면서 놀란 것은 이들 잡균은 꽃송이버섯의 균사 부분에는 번식하지 않은 것이었다.

이 현상은 흡사 페니실린과 스트랩토마이신과 클로로마이신 같은 항생제 등이 박테리아에 대한 움직임과 같은 상황이다.

"대단해"

나는 나도 모르게 탄성을 내질렀다. 이러한 일이 있을 수 있을까 나는 눈을 의심하였다. 연구자의 입장을 잊고 그 자리에서 날듯한 기분을 억누르는 것이 힘들 정도로 나는 매우 감격하였다.

꽃송이버섯의 균사 배양

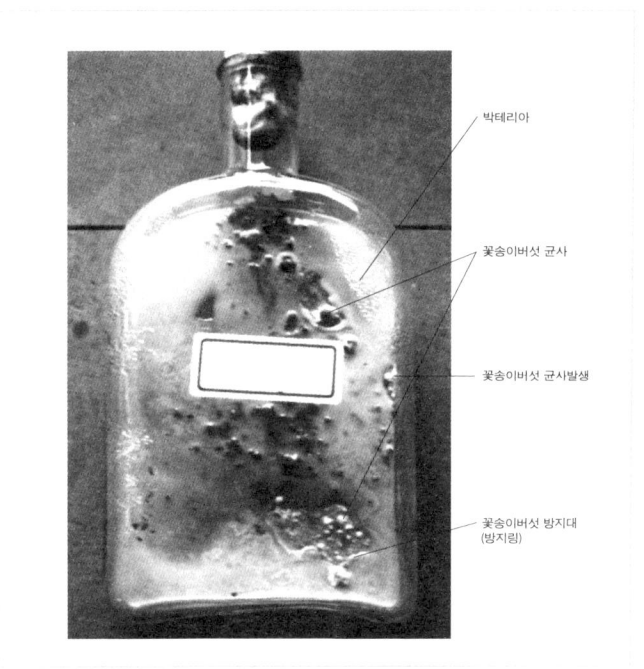

※ 꽃송이 버섯 균사를 배양하자 박테리아가 번식하였지만 이 실험에서 꽃송이 버섯의 박테리아에 대한 항균성이 확인되었다.

꽃송이버섯의 균사에는 잡균을 접근하지 못하게 하는 강한 항균작용이 있었던 것이다.

지금까지 버섯에 관해서 이러한 보고는 거의 없었다. 꽃송이버섯은 선천적으로 자신의 몸을 보호하는 힘을 가지고 있다는 것이다. 균사가 배양되고 있는 병안을 보면서 꽃송이버섯의 매력에 점점 빠져들어갔다. 하지만 이것은 시작에 불과한 것으로 그 후의 연구결과에서도 꽃송이버섯은 우리들 연구 스탭을 모두 놀라게 하였다. 어찌되었든 개량을 거듭하여 인공재배로 간신히 꽃송이버섯을 만들어 낸 것은 1998년 봄이었다.

2.「분석 시험 성적서」의
　　수치를 보고, 순간 의심

　꽃송이버섯에 항균성이 있다는 것을 알게 된 후 꽃송이버섯에는 어떠한 영양성분이 함유되어 있는지를 알고 싶었다.

　버섯이라해도 그 성분은 버섯의 종류에 따라 다양하다. 수분, 단백질, 탄수화물을 시작으로 지방, 비타민, 미네랄, 섬유질 등이 함유되어 있으며 각각의 성분비도 다르다.

　신문과 TV, 또는 잡지 등에서 화제가 되고 있는 버섯은 주로 항종양 작용이 있는 베타글루칸이 많다고 말하고 있지만, 꽃송이버섯은 베타글루칸이 있는지 어떤지, 생각같아서는 조금 들어있으면 좋지 않을까라는 가벼운 기분으로 인공재배의 성공을 기념하여 성분 분석 해보았다.

　하지만, 이 당시는 불과 2,000g의 꽃송이버섯만 생산할 수 있었기 때문에 검사하는 것이 주저되었다. 1998년 3월 17일 재단법인 일본식품분석센터에 인공재배한 꽃송이버섯을 가지고 가서 측정을 의뢰하였다.

　4월에 들어선지 얼마 안되어 일본식품분석센터에서 검사결과가 나왔다. 그것이 꽃송이버섯의 놀라움 2탄이었다.

　분석자료를 열자 위에부터 단백질, 탄수화물, 지방 등의 항목이 있고, 옆으로 수치가 줄지어 있었다. 눈으로 하나하나 쫓아가면서 제일 앞의 베타글루칸의 함유량 항목에서 눈이 멈추었다.

"4, 3, 6 어, 43.6g! 이것은 무엇인가 잘못된건가?"라고 한순간 의심하였다. 하지만, 틀림없이「분석 시험 성적서」에는 베타글루칸의 함유량이 100g중 43.6g이라고 기록되어 있었다.

최근, 연구배양 기술이 발달함에 따라 2008년 4월 일본식품분석센터에 의뢰한 분석결과(제 108033063-001호)에 의하면 100g중 61.9g의 베타글루칸 함량이 확인되었다.

꽃송이버섯의 분석 시험성적서

分析試驗成績書

第108033063-001号
2008年(平成20年)04月03日

依頼者　株式会社　ミナヘルス

検体名　ミナヘルス　花びらたけMH'3

日本食品分析センター

東京本部	〒151-0062	東京都渋谷区代々木町52番1号
大阪支所	〒564-0041	大阪府吹田市西の庄町3番1号
名古屋支所	〒460-0024	名古屋市中区大井町4丁目8番13号
九州支所	〒812-0024	福岡市博多区古門戸町1番12号
多摩研究所	〒206-0025	東京都多摩市永山5丁目11番10号
千歳研究所	〒066-0052	北海道千歳市文京2丁目3番
彩都研究所	〒567-0085	大阪府茨木市彩都あさぎ7丁目4番41号

2008年(平成20年)03月18日当センターに提出された上記検体について分析試験した結果は次のとおりです。

分析試験結果

分析試験項目	結果	検出限界	注	方法
水分	4.9g/100g		1	常圧加熱乾燥法
たんぱく質	3.1g/100g			ケルダール法
脂質	1.4g/100g			酸分解法
灰分	1.1g/100g		2	直接灰化法
炭水化物	89.5g/100g		3	
エネルギー	192kcal/100g			
ナトリウム	3.1 mg/100g			原子吸光光度法
β-グルカン	61.9g/100g			酵素法
ヒ素(As_2O_3として)	検出せず	0.1 ppm		原子吸光光度法
重金属(Pbとして)	3.0 ppm			硫化ナトリウム比色法
BHC	検出せず	0.01 ppm		ガスクロマトグラフ法
DDT	検出せず	0.01 ppm		ガスクロマトグラフ法
アルドリン及びディルドリン	検出せず	0.005 ppm		ガスクロマトグラフ法
エンドリン	検出せず	0.005 ppm		ガスクロマトグラフ法
一般細菌数(生菌数)	5.2×10^2 /g			抗真菌剤添加標準寒天平板培養法
大腸菌群	陰性/2.22g			BGLB法

注1．窒素・たんぱく質換算係数：6.25
注2．計算式：100-(水分+たんぱく質+脂質+灰分)
注3．栄養表示基準(平成15年厚生労働省告示第176号)によるエネルギー換算係数(たんぱく質：4、脂質：9、炭水化物：4)を用いて算出した値に0.5を乗じた。

以上

本成績書を他に掲載するときは当センターの承認を受けて下さい。

財団法人 日本食品分析センター

3. 베타글루칸의 양이 아가리쿠스의 3배

이 수치는, 도저히 믿을 수 없는 것이었다. 이것은 반드시 무언가 잘못된 것일지도 모른다는 생각으로 급히 일본식품분석센터에 전화를 하였다.

"베타글루칸의 함유량이 43.6g이라고 되어있는데, 측정에 실수가 있었던 것은 아닙니까? 무언가 잘못되었다고 생각합니다. 다시 한번 측정해 주십시오."

나는 반신반의한채로 수화기를 움켜잡고 상대방의 소리에 귀기울였다.

"예, 이쪽도 측정에는 신중을 기했습니다. 표준 효소법을 이용하여 몇번이나 측정을 다시 했기 때문에 이 수치가 틀림없다고 생각합니다. 검체는 보존하고 있기 때문에 재시험을 해도 같은 수치가 나올것이라고 생각합니다."

수화기를 내려놓고도 여전히 믿을 수가 없었다. 처음에는 베타글루칸이 조금이라도 함유되어 있으면 좋겠다라고 밖에 생각하지 않았던 것이 아가리쿠스에 함유되어 있는 양의 3배 이상이나 함유되어 있었기 때문에 놀라지 않을 수 없었다.

그 보고는 무려 꽃송이버섯의 절반이 베타글루칸이라는 것이다. 베타글루칸이 많다고 알려져있는 브라질산 아가리쿠스는 100g중 11.6g이다. 약 3배 이상의 베타글루칸이 꽃송이버섯에 함유되어 있다는 것이었기 때문에 놀라웠다. 그야말로 환상의 버섯은 실재한 것이다.

 덧붙여 다른 버섯의 함유량을 보면 암억제효과가 있다고 하는 잎새버섯에는 15~20g, 영지에는 8~15g, 전복느타리버섯에는 7~12g이라고 하는 보고가 있다. 지금부터는 베타글루칸 연구를 하고 있는 야도마에교수(도쿄 약과대학 약학부)로부터의 보고를 그대로 재현하는 듯한 형태로 전하고자 한다.

건조 100g당 성분분석표

분석시험항목	꽃송이버섯	아가리쿠스	송이버섯
수분	4.9g	5.4g	5.9g
단백질	3.1g	31.4g	34.7g
지방	1.4g	3.0g	3.4g
베타 글루칸	61.9g	11.6g	18.1g

일본시험분석센터 조사 자료

4. 통산성이 수탁했던 균을 시험용으로 이용

꽃송이버섯의 항암작용에 관한 실험은 지금까지와는 달리 치밀하고 용의주도하게 진행하였다. 꽃송이버섯은 신비의 버섯이라고 부르듯이 간단하고 쉽게 천연의 꽃송이버섯을 입수할 수 없었다. 따라서 항암시험을 시작하기에 앞서 먼저 꽃송이버섯의 균을 모으는 것부터 시작하였다.

1999년 2월 17일에 ㈜미나헬스에서 배양된 「하나비라다케 MH-3」를 츠쿠바시에 있는 통산성 공업기술원 생명공학공업기술연구소에 반입하였다. 수탁번호는 [FERMP-17221]로서 등록되었다.

수탁증

様式 7

受 託 証

通知番号 : 11 生寄文 第 251 号

通知年月日: 平成 11 年 2 月 17 日

中島 三博　　　　　　殿

工業技術院生命工学工業技術研究所長

大箸 信一

1. 微生物の表示

(寄託者が付した識別のための表示)

ハナビラタケ(菌) MH-3

(受託番号)

FERM P- 17221

2. 科学的性質及び分類学上の位置

1項の微生物には、次の事項を記載した文書が添付されていた。

■ 科学的性質

■ 分類学上の位置

3. 受領及び受託

当所は、平成 11 年 2 月 17 日に受領した1項の微生物を受託する。

항암 시험에 사용된 균은, 모두 이 균으로부터 생산된 꽃송이 버섯을 사용하여 실시하였다. 우리들 연구그룹은 지금까지 수년간에 걸쳐 각종 버섯으로부터 베타(1,3)을 추출하여왔기 때문에 이번에도 이미 축적된 시험방법으로 추출하였다.

이 시험은 어디까지나 인간에 대한 항암작용을 시험하는 것이 목적이었기 때문에 버섯의 일상적인 이용방법인 물과 함께 끓이는 방법(열추출)으로도 시험을 시도해보았다.

추출방법에 따른 꽃송이버섯의 베타글루칸 양

추 출 방 법	베타글루칸 양	당	단 백 질
열수추출 1배	461mg	64%	2.5%
열수추출 4배	415mg	34%	2.0%
냉 알칼리추출 1	4,970mg	80%	3.9%
냉 알칼리추출 2	2,100mg	71%	9.8%
열 알칼리추출	1,000mg	83%	3.2%

(건조물 25g)

5. TV뉴스에서도 전해진
　 항암 작용의 연구 성과

TV 뉴스로 꽃송이버섯의 항암작용 연구성과가 보도되었을 때, 야도마에교수의 "놀랐다! 이런 버섯은 본적이 없다!"라고, 코멘트한 말이 인상적이였다. 이것은 NHK 전국뉴스에서도 방영이 되어 화제가 되었다.

꽃송이버섯을 물에 넣고 끓이는 것만으로도 461mg/25g인 대량의 베타(1,3)글루칸이 추출된 것이다. 게다가 각종 방법으로 추출해봐도 완벽하게 대량의 베타(1,3)글루칸을 추출할 수 있었다. 확실히 꽃송이버섯은 베타(1,3) 덩어리인것이다. 연구자의 느낌으로 당장 쥐에게 꽃송이버섯의 베타(1,3)글루칸을 투여하자 「쥐의 귀가 붉어졌다」고 한다.

순록의 코가 붉다고 하는 것은 노래로도 알려져 있지만, 쥐의 귀가 붉어지는 것은 분명하게 항암 작용을 나타내는 반응이다.

이것은 사람의 치료에 이용되고 있는 항암제 렌티난의 항암시험으로 알게 된 경뇌막하혈증(VDH)반응이라고 하는 것이다.

쥐에 주사하여, 귀 혈관에서 출혈이 일어나 이 반응이 나오면 항암작용을 나타내는 하나의 지표라고 하여 쥐의 암이 치료되었다고 알려져 왔다. 이러한 반응이 나왔기 때문에 꽃송이버섯은 항암작용이 있는 버섯으로서 충분한 가치가 있는 버섯인 것을 보다 확신하게 되었다.

6. 항암작용이 있는 베타글루칸은 베타(1,3)글루칸 뿐!

암세포의 증식과 전이를 억제하기 위해 화학요법을 이용하면 아무래도 부작용과 후유증으로 고통받게 된다.

그렇기 때문에 제일 안전하고 확실한 방법으로 본래 사람이 지니고 있는 면역력을 높이는 것이 암치료에 필요하다. 그렇다면 자기 면역력을 높이려면 어떻게 하는 것이 좋을까? 하는 연구가 여러가지로 진행되고 있지만, 그중에 가장 주목받고 있는 것 중의 하나는 면역부활제로서의 베타글루칸을 들 수 있다.

글루칸의 종류

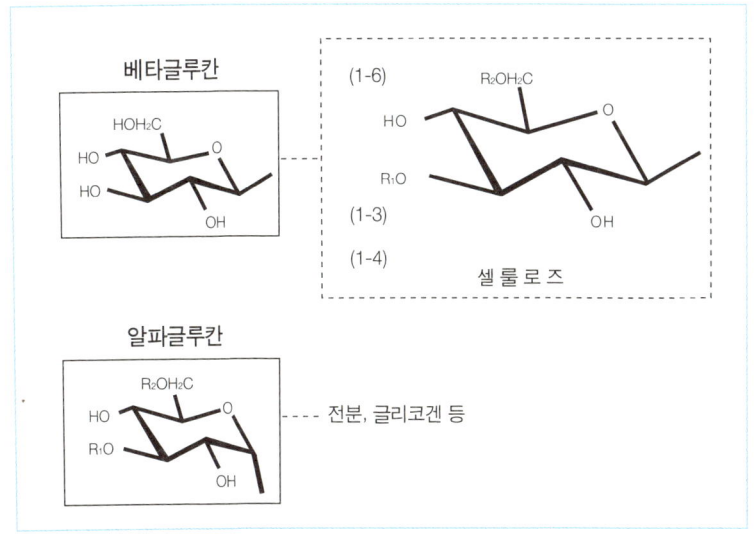

「버섯이 암에 좋다」는 것은 지금까지 여러가지로 연구되었다. 표고버섯, 영지, 복령, 잔나비버섯, 아가리쿠스 등 이들 버섯이 암의 특효약인 듯 알려져왔다.

버섯이 관심을 끄는 이유는 이들 버섯에는 면역력을 높여주는 다당체의 일종인「베타글루칸」이 함유되어 있기 때문이다. 그리고 이 베타글루칸에는 항암효과가 있다는 것이 알려져왔기 때문이다.

다당체라고하는 것은 단당류가 다당결합한 고분자량의 탄수화물로 글루칸에는 아밀로스, 글리코겐, 셀룰로즈 등이 그 대표적인 예이다. 또 글루칸은 크게 나누면 알파글루칸과 베타글루칸으

버섯에 따른 베타글루칸

베타(1, 3) ◀――――――――――――▶ 베타(1, 6)

| 꽃송이버섯 | 영지버섯 | 표고버섯 | 잎새버섯 | 아가리쿠스 |

로 나눌수 있는데 버섯에는 알파와 베타 양쪽을 함유하고 있는 것이 있어 버섯이라고 모두 베타글루칸이라고 할 수는 없다.

또 베타글루칸이라고 해도 그 조성에 따라 높은 항암작용이 있는것이 있는 반면 그렇지 않은 것도 있다.

베타글루칸의 종류에는 베타(1,4), 베타(1,6), 베타(1,3) 등의 종류가 있다.

베타(1,4)글루칸이라고 한다면 셀룰로오즈이고, 자연계에 있는 균류중에는 항암작용이 그다지 없는 베타(1,6)글루칸도 있다.

베타글루칸이 항종양작용(항암작용)이 있는 다당체로서 화제가 된 것은 이미 반세기정도 전부터의 일로 그 후 많은 연구자에 의해 다방면으로 연구가 진행되어 왔다.

그 집대성으로서는 클레스틴, 렌티난, 소니필란 등의 의약품으로서 1975년 이후에 결실을 맺었지만, 연구자들 사이에서는「암에 더 큰 효과가 있는 베타글루칸을 다량 함유하고 있는 버섯을 찾을 수 있다」가 조용히 입소문으로만 알려져 왔었다.

버섯 종류는 일본에서 확인된 버섯만도 약 3,000종이며 전세계에 매우 많은 종류가 있다. 그 중에서 시장에 나와 있는 것은 겨우 25종류에 지나지 않는다.

이는 세계의 버섯 종류로 본다면 정말 일부에 지나지 않기 때문에 베타글루칸을 보다 많이 대량으로 함유한 버섯이 어딘가에 있을 것이라고 생각되어 왔다.

그래서 마침내 베타글루칸을 대량으로 함유한 버섯이 발견된 것이다. 그것이 환상의 버섯이라고 불리는 「꽃송이버섯」으로, 소위 아는 사람은 아는 확실한 최고의 버섯이었다.

이 꽃송이버섯에 베타(1,3)글루칸이 다량으로 함유되어 있다는 것을 알게 되었고, 항암작용이 있는 글루칸은 베타(1,3)글루칸뿐이라는 것도 최근의 연구에서 밝혀지게 되었다.

7. 신비의 버섯
   "하나비라다케(꽃송이버섯)"

 항종양효과(항암작용)의 최대의 열쇠를 쥐고 있는 성분은 베타글루칸이다. 베타글루칸을 브라질산 아가리쿠스의 약 3배 이상이나 함유하고 있는 꽃송이버섯이야 말로 우리가 기다리던 버섯이라고 할 수 있다. 꽃송이버섯은 등산을 즐기는 사람들 사이에서는 "신비의 버섯"이라고 불리고 있고, 산속에서도 좀처럼 만날 수 없는 버섯으로 유명하다.
 꽃송이버섯은 꽃송이버섯과의 버섯으로 자실체는 산호모양 이나 모란채 모양을 하고 있으며 세계에 1과 1속 2종, 일본에는 1종만이 알려져 있다. 영어명은 '커리플라워 머시룸' 이다.
 일본에서 보이는 꽃송이버섯(Sparassis crispa)은 여름에서 가을에 걸쳐 아고산대에서 자생하고 있으며, 주로 홋카이도에서부터 관동지방에 걸쳐 분포하고 있다. 솔송나무, 전나무, 소나무 등 침엽수의 그루터기나 시든 수목 등의 뿌리에 자주 보이지만, 드물게는 너도밤나무, 메밀잣나무 같은 활엽수에서도 보인다. 꽃송이버섯의 색은 전체적으로 담황색이나 흰색이고 두께는 1㎜ 정도로 평평하며 여러 개의 가지로 나누어져 있고 가지의 끝은 꽃잎처럼 꼬불꼬불한 것이 특징이다. 전체는 지름이 20~40㎝ 정도 되는 반구상의 덩어리이며 높이는 10~30㎝ 정도이다.
 씹는 맛이 좋고, 고약하지 않은 냄새와 맛은 은은하게 송이 버섯 같은 향이 나서 등산을 하는 사람들에게 인기가 있다. 다만 자연에서 자라는 양이 비교적 적기 때문에 일반 사람들에게는 그만큼 알려지지 않아 이른바 신비의 버섯이기도 하다.

 비슷한 모양의 독버섯이 따로 없기 때문에 쉽게 꽃송이버섯을 알아 낼 수 있다는 점 때문에 안심하고 먹을 수 있다.

 버섯류 전문가에게 조사를 부탁했더니 중국 대륙, 한국, 대만에서는 발견되지 않고 있다고 한다. 인터넷에서 조사해 보았더니 미국에서 한 건의 보고가 있는 정도였다.

 북미에서는 낙엽송이나 소나무의 묘목에서 꽃송이버섯이 생기면 그 수목은 갈색이 되고 결국 부패하기 시작한다고 한다. 게다가 그 수목의 영양분을 탐욕스럽게 흡수해 버리기 때문에 산림을 관리하는 사람들에게는 매우 성가신 버섯이라고 한다.

천연에 자생하는 꽃송이버섯

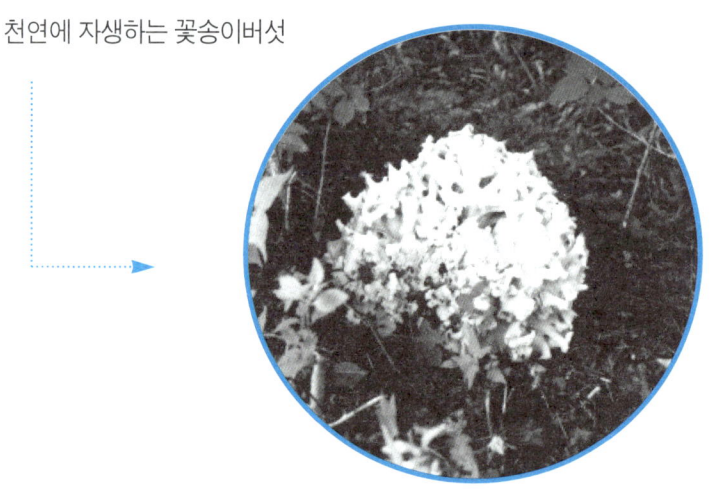

8. 동물실험에서 100% 암 억제

 연구는 쥐를 사용한 항암 실험 단계로 진행되었다. 먼저 꽃송이버섯의 베타(1,3)추출액을 〈열수추출액〉, 〈냉알칼리 추출액〉, 〈열알칼리 추출액〉의 세 종류로 나눈 뒤 항암 효과에 최적의 투여량을 알아보기 위해서 각각의 추출액을 〈20〉, 〈100〉, 〈500〉 마이크로그램으로 나누어 실시하였다

 사용된 쥐는 모두 육종(Sarcoma) 180형 고형암을 이식한 것으로, 체중이 30g 정도 되는 쥐를 각각 10마리씩 준비했다. 실험 기간은 35일이었는데, 꽃송이버섯 추출물인 베타(1,3)을 실험을 시작한 날부터 각각 7, 9, 11일에 3번만 투여하였다.

 추출액과 투여량별 항암효과는 베타(1,3)은 모든 경우에서 매우 높은 효과를 나타내었다. 특히 눈에 띄는 것은 열알칼리 추출액 100마이크로그램 투여군이었다.

 모든 쥐에게서 암이 100% 억제 되었던 것이다. 이 사실은 버섯 중에서도 꽃송이버섯의 항암 작용이 뛰어남을 증명하는 것이라고 할 수 있다. 또한 열수 추출액과 같은 농도에서도 이 정도로 높은 항암 작용을 보였다는 것은 꽃송이버섯이 대량의 베타(1,3)을 함유 하고 있다는 증명이기도하다. 이러한 자료를 토대로 꽃송이버섯이 항암 효과면에서는 단연 돋보이는 버섯이라고 말할 수 있을 것이다. 이 실험 결과는 토쿠시마에서 행해진 제119회 일본 약학회에서 발표되어 화제를 몰고 왔다.

베타(1, 3)글루칸의 항종양시험

추출 액	투여량($\mu g \times 3$)	완전퇴축수(마리)	억제율(%)
대조군	0	0	-
열추출 4배	500	4	91.2
	100	0	0
	20	0	0
열추출 1배	500	8	99.5
	100	6	94.4
	20	5	83.6
냉 알칼리 추출	500	5	90.0
	100	6	95.7
	20	3	62.1
열 알칼리 추출	500	6	99.0
	100	10	100.0
	20	4	54.9

쥐에 의한 항종양 효과의 평가방법

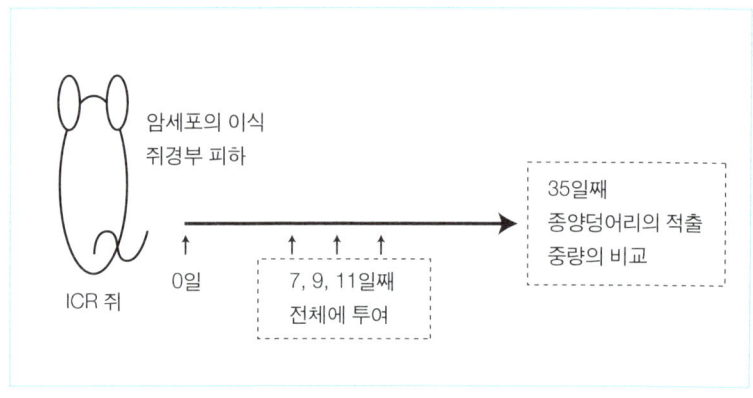

9. 경구투여로 항암효과 증명

　쥐에게 버섯에서 추출한 베타(1,3)글루칸을 경구투여하거나, 버섯 그 자체를 먹여도 항종양 작용은 모든 경우에서 확인되었다. 그것은 장관자체가 매우 커다란 면역조직이기 때문에 직접 활성화하는 것으로 면역력을 높이는 것이 아닐까라고 하는 연구보고가 많이 있다.

　암치료의 경우 항암제인 싸이클로포스파미드(CY)를 투여하자 백혈구수가 급속하게 감소하고 반대로 암 자체를 악화시키는 것이 이전부터 문제가 되어왔다.

　면역력 저하를 방지하고 높이는 것에 의해 항암효과를 얻는 방법은 없을까라는 생각으로 다음의 동물실험을 실시하였다.

　먼저 쥐에 암세포를 이식하여 암에 걸린 상태로 만든 후 아무런 치료를 행하지 않으면, 이 쥐는 2개월 내에 모두 죽게 된다.

　이 쥐에 항암제인 싸이클로포스파미드(CY)를 투여하여 백혈구를 저하시키고 거기에 꽃송이버섯의 베타(1,3)글루칸을 250마이크로그램 주사 투여하자 예상했던 대로 백혈구수가 증가하였다.

　주사로 실험해 본 결과를 보고 난 후, 그렇다면 이번에는 경구투여도 가능할지 모른다는 생각에 도전해 보았다. 마찬가지로 싸이클로포스파미드(CY)를 투여한 쥐에게 꽃송이버섯에서 추출한 베타(1,3)글루칸을 50, 100, 200 마이크로그램씩 경구 투여를 실시하였다.

그 결과 경구 투여에 있어서도 백혈구 수가 증가해 있다는 사실이 확인 되었다. 경구 투여에서도 효과가 증명이 된 셈이다.

이것은 세계 최초의 연구다. 「먹는 것으로 효과를 보았다 이것은 정말 굉장한 것이다.」라고 하는 사실이 지금까지 고대하고 있던 베타(1,3)글루칸의 꿈을 현실로 만든 것이다.

이 결과는 1999년 10월의 대체의학학회에서 발표되어 각 대학의 많은 면역학 전문가에게 높은 평가를 받았다.

꽃송이버섯의 주사투여에 따른 백혈구감소(부작용)를 막아주는 효과

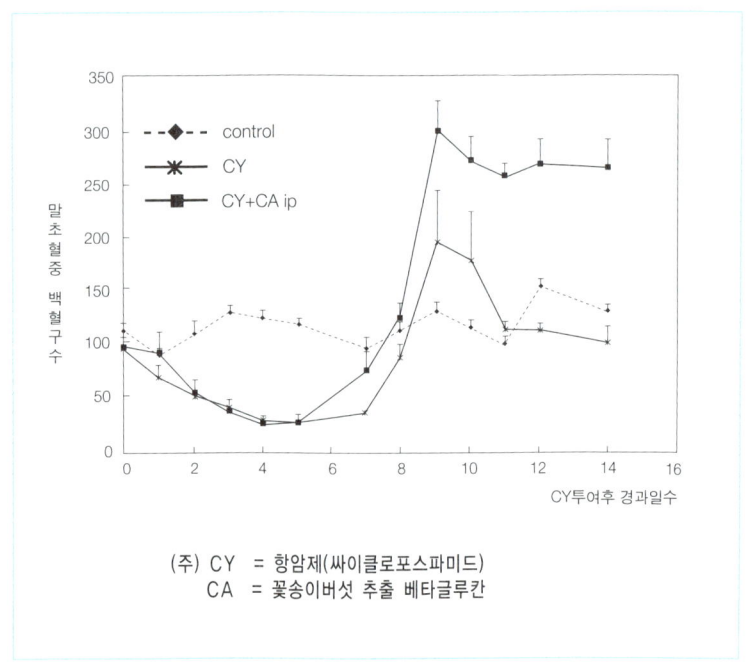

(주) CY = 항암제(싸이클로포스파미드)
    CA = 꽃송이버섯 추출 베타글루칸

꽃송이버섯의 경구투여에 따른 말초혈중백혈구수의 변동과 그 효과

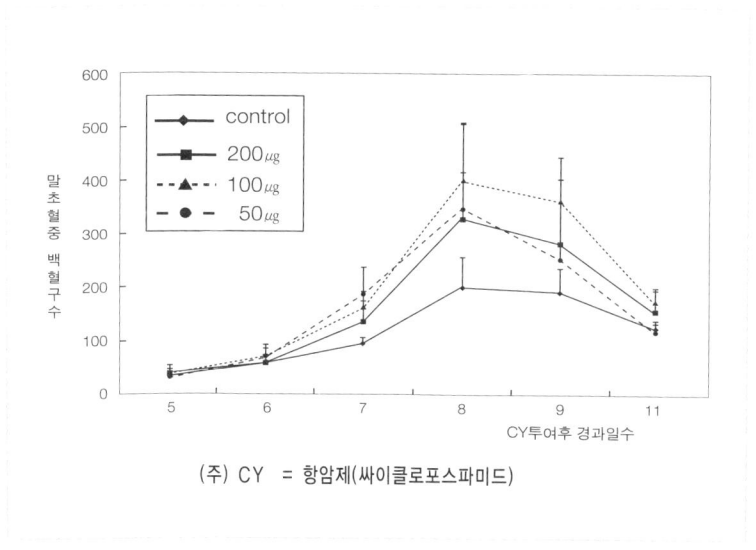

(주) CY = 항암제(싸이클로포스파미드)

10. 균상제작법의 특허 취득

하나비라다케 MH-3

하나비라다케 MH-3는 2004년 1월, "생리기능활성을 지닌 꽃송이버섯의 균상제작방법"의 특허를 취득하였다. (특허 제 3509736호)

㈜미나헬스의 하나비라다케 MH-3는 이미 통산성공업기술원 생명공학기술연구소에서 균의 고정화(수탁번호 FERMP-17221)가 되어있었지만 이번 특허취득은 이 고정화된 하나비라다케 MH-3를 생산하기 위한 균상 제작방법을 결정하는 것이다.

도쿄 약과대학은 하나비라다케 MH-3의 베타글루칸에 관한 많은 연구발표를 해오고 있었는데 특허취득에 의해 지금까지의 연구성과가 확고 부동한 신뢰성을 얻었다고 할 수 있다.

물론 꽃송이버섯으로는 첫번째로 세계 최초이기도 하다.

그렇다면 이 특허취득의 장점이 무엇인가 하면 그것은 다른 버섯제품과 꽃송이버섯을 원료로 한 건강식품과의 명확한 차별화라고 할 수 있다.

"아가리쿠스가 좋다, 상황버섯이 좋다"라고 이야기해도 "버섯의 무엇이 좋은가?"라고 하면, 그 부분이 밝혀지지 않은 현재상황에서 하나비라다케 MH-3는 학술적인 데이터를 확실하게 가지고 있는 것이다. 그것이 다른 버섯과의 큰 차이점이다.

즉, 하나비라다케 MH-3균이 고정화 되고, 그것을 육성시킨

균상이 고정화된다면 재배된 하나비라다케 MH-3에 함유된 「베타(1,3)글루칸」 성분도 균일화되게 된다.

더구나 특허취득에서 항암작용, 혈당치 강하작용, 면역부활작용, 항고혈압작용이 강력하다는 것이 확인된 하나비라다케 MH-3가 암, 생활습관병 등의 예방용 기능성식품에만 머무르는 것이 아니라 의학 분야에서도 힘을 발휘하는 요소를 갖추고 있다는 것을 증명하고 있다.

원래, 버섯에는 면역작용, 항종양작용이 있다고 알려져 왔지만, 이미 하나비라다케 MH-3는 일반적으로 "암에 효과가 있는 버섯"이라고 하는 버섯들과는 명확하게 경계선을 긋고 독자 노선을 걷게 된 것이다.

11. 제 61회 일본 암학회에 연구성과 발표

일본 암학회

"암"에 관련된 기술, 연구를 발표하는 학술총회로 매년 전국규모로 행해지고 있다. 제 61회 총회에서는 하나비라다케 MH-3 추출 베타글루칸과 이입면역요법에 대하여 요시다병원과의 공동 발표가 실시되었다.

이입면역요법移入免疫療法

요시다병원이 실시하고 있는 암치료 방법으로 하나비라다케 MH-3를 병용한 진행암에 대한 면역요법의 임상보고를 제61회 일본암학회총회(2002년)에 발표하였다. 여명 3~6개월로 진단된 말기암환자에게 하나비라다케 MH-3를 1일 300mg씩 섭취시키며 8~10개월 경과를 본 결과 어디에도 진행·재발은 보여지지 않았다.

대상 : 여명 3~6개월로 진단 된 말기 암 환자 14명
기간 : 8~10 개월
섭취 : 하나비라다케 MH-3 1일 300mg
병원 : 요시다(병원)

진행 암에 대한 면역요법의 효과
1) 연명 효과 및 진행성 재발

구 분	인원	%	재발율
5년 이상 생존	4	28.6	없음
추정 예후의 2배 이상 연명	5	35.7	
추정 예후와 같다	5	35.7	

2) 의학적으로 삶의 질 개선(QOL)

구 분	인원	%	비 고
매우 개선	4	28.6	(64.3%)
개선	5	35.7	
불변	5	35.7	

12. 하나비라다케 MH-3와 이소플라본의 병용 임상시험

【요시다 병원 원장 의사 요시다 켄시】

목적 : 하나비라다케 MH-3는, 베타(1,3)글루칸을 대량 함유하고 있어 각종학회에 그 항암작용이 보고되었다. 2002년 제 61회 일본암학회총회에서 "꽃송이버섯의 백혈구 활성화 작용과 이입 면역요법의 강화작용"이라는 제목으로 임상시험에 경구투여된 하나비라다케 MH-3의 항암작용이 발표되었다.

이번, 하나비라다케 MH-3와 이소플라본의 병용효과에 대한 검토를 하였다.

방법 : 2004년 3월부터 2005년 3월까지 요시다병원 외래 진행암환자 7례에 대하여 활성화자기임파구, NK세포요법(요시다식)을 13주간 치료후 하나비라다케 MH-3 분말(300㎎/일)과 이소플라본(30㎎/일)을 경구 투여하였다.

하나비라다케 MH-3와 이소플라본의 임상시험

No.	연령	성별	암의 종류	암스테이지	전 이	관찰기간(개월)	판 정
1	53	남	간암	IV		4	CR
2	57	여	대장암	IV		12	CR
3	69	여	자궁암	IV	폐	3	PR
4	71	남	위암	IV		4	PR
5	33	여	유방암	I		3	CR
6	62	여	폐암	IV		3	PR
7	63	남	간암	IV		3	MP

결과 : 대장암, 간암, 자궁암, 위암, 유방암 및 폐암 환자에 대해 3개월에서 12개월에 걸친 시험 결과 하나비라다케 MH-3와 이소플라본을 계속 투여한 결과, 전반적인 증상의 호전, 백혈구의 증가, NK활성 현상이 확인되었다.

다음에 소개하는 7례의 임상보고는 하나비라다케 MH-3를 최대 12개월부터 최소 3개월간 투여하여 얻어진 치료결과이다.

대상은 연령이 33세부터 71세까지의 남성 3명과 여성 4명, 합계 7명으로 병의 내역은 대장암 1명, 간암 2명, 자궁암 1명, 위암 1명, 유방암 1명, 폐암 1명의 합계 7증례이다.

전반적으로 하나비라다케 MH-3를 투여함에 따라 증상의 호전, 백혈구의 증가, NK세포의 활성 유지가 확인되었다. 덧붙여,

효과 판정에 있어서는 요시다식 효과 판정기준에 근거한 것으로 이하의 내용으로 판정되었다.

■ **치험례 : 1**
◇ 환자명 : I·M 남성 53세
◇ 진단명 : 간암
◇ 진단의사 : 요시다
◇ 평가이유 : C형간염에서 간암으로 이행 중이라고 생각되었지만, 하나비라다케MH-3를 투여한 후 간 기능도 안정되고 종양마커도 조절되고 있다. 일도 정상적으로 하고 있다.
◇ 효과판정 : CR상당(5년 이상 생존, Grade 0~1, QOL개선도는 A)

■ **치험례 : 2**
◇ 환자명 : T·S 여성 57세
◇ 진단명 : 대장암
◇ 진단의사 : 요시다
◇ 평가이유 : 대장암(Ⅲ기 진행암) 수술후 3년 5개월이 경과하여 정기적으로 검사를 받고 있고 재발·전이에 주의하고 있다. 현재 그 징후는 없고 건강하다. 2004년 6월~8월에 걸쳐 종양마커CEA가 5.0~5.6로 상승하였지만, 2005년 3월에는 정상화되었다.

◇ 효과판정 : CR상당(5년 이상 생존, Grade 0~1, QOL개선
  도는 A)

■ 치험례 : 3
◇ 환자명 : M·T 여성 69세
◇ 진단명 : 자궁암
◇ 진단의사 : 요시다
◇ 평가이유 : 전이성 폐종양(원발자궁암, 절제 불가능) 진단 후 1년여 경과했지만, 폐 전이는 없으며, 건강하게 되었다. 종양마커CEA,CA19-9는 차례로 증가하고 있지만, NK세포활성 등의 면역기능은 양호하게 유지되고 있다.
◇ 효과판정 : PR상당(추정예후의 2배 이상 연명, Grade 2~3, QOL개선도는 B)

■ 치험례 : 4
◇ 환자명 : U·S 남성 71세
◇ 진단명 : 위암
◇ 진단의사 : 요시다
◇ 평가이유 : 하나비라다케 MH-3 투여 전 내시경검사로 위에 고분화형선암(스테이지 Ⅵ)이 확인 복부CT검사로 복강동맥근부, 좌신동맥분기부옆 대동맥 주변에 직경 20~30㎜ 크기의 임파절 전이가 다발하고 있는 것으로 확인되었다.

종양마커는 CA19-9는 10,000으로 상승, 본인이 수술, 화학요법을 거부하였기 때문에 대체요법을 하면서 경과를 관찰하고 있다. 진단 후 4개월이 경과했지만, 더 이상 진행은 확인되지 않고, 종양마커 CA19-9는 10,000에서 8,000으로 개선되었다.

◇ 효과판정 : PR상당(추정예후의 2배 이상 연명, Grade 0~1, QOL개선도는 B)

■ 치험례 : 5
◇ 환자명 : Y · K 여성 33세
◇ 진단명 : 유방암
◇ 진단의사 : 요시다
◇ 평가이유 : 2004년 12월 초순 무렵 좌측 유방에 2cm 크기의 종양이 만져져 검사 결과 스테이지 I 의 유방암(주변임파절로 전이 없음)으로 판명되었다. 12월 24일에 부분절제(보존요법)를 실시, 1월 4일부터 화학요법을 개시하였다.

화학요법 개시 후, 1주 후부터 구토, 식욕부진, 탈모가 일어나고, 백혈구수는 3,000전후로 저하되었다. 즉시 하나비라다케MH-3를 복용하였다. 현재까지 화학요법을 계속하고 있지만, 그 후 부작용의 발견도 없고, 백혈구수도 6,500/㎣ 이상 유지되고 있다.

◇ 효과판정 : CR상당(5년 이상 생존, Grade 0~1, QOL개선

도는 A)

■ 치험례 : 6
◇ 환자명 : Y·K 여성 62세
◇ 진단명 : 폐암
◇ 진단의사 : 요시다
◇ 평가이유 : 발병 후, 2년 6개월 경과. 이 사이 여러 가지 화학요법을 실시했지만, 2004년 10월에는 종양마커CEA가 600으로 상승하였다. 2005년 1월 7일 CEA가 12.3이었지만, 하나비라다케 MH-3를 계속 섭취하자 6.7까지 하락하였다.
　자각증상도 특별히 없고, 화학요법을 병용하고 있었지만, 백혈구수도 평균 3,000이상을 유지, NK활성도 유지되고 있다.
◇ 효과판정 : PR상당(추정예후의 2배 이상 연명, Grade 0~1, QOL개선도는 B)

■ 치험례 : 7
◇ 환자명 : I·A 남성 62세
◇ 진단명 : 간암
◇ 진단의사 : 요시다
◇ 평가이유 : 간세포성간암의 수술불능 예로 2004년 3월부터

간동맥 항암요법을 실시하고 있지만, 효과가 없었다. 2004년 10월부터 활성화자기임파구, NK세포요법을 개시, 12월부터 하나비라다케 MH-3의 섭취도 병용하였다. 종양마커 PIVAK-Ⅱ가 상승 경향이었지만, 컨디션도 양호, 백혈구 수, NK세포활성이 상승하고 있다. CT검사에서도 종양의 증대는 확인되지 않았다.

◇ 효과판정 : MR상당(추정예후의 1.5배 이상 연명, Grade 2~3, QOL개선도는 B)

요시다식 효과 판정 기준

판 정	연 명 효 과	활동수행능력 평가(P.S)	Q.O.L 개선도
CR상당	5년이상 생존	Grade0~1	A
PR상당	추정예후의 2배이상 연명	Grade2~3	B
MR상당	추정예후의 1.5배이상 연명	Grade3	C
NC상당	추정예후와 같다	Grade3~4	C
PD상당	치료에 관계없이 악화	Grade4	D

* 활동수행 능력 평가(P.S)

Grade 0 : 무증상으로 사회생활이 가능, 제한을 받는 일 없이 발병전과 동일하게 행동할 수 있다.

Grade 1 : 가벼운 증상이 있어 육체노동은 제한을 받지만, 보행, 가벼운 노동과 작업은 할 수 있다. 예를 들어 가벼운 집안일, 사무 등.

Grade 2 : 보행과 신변의 가벼운 일은 할 수 있지만, 때로 조금은 도움이 필요하기도 하다. 가벼운 노동은 할 수 없지만, 하루 중 50%이상은 일상생활을 한다.

Grade 3 : 신변의 가벼운 일은 할 수 있지만 자주 도움이 필요하다. 가벼운 운동도 할 수 있으며 하루 중 50% 이상은 취침을 해야한다.

Grade 4 : 신변의 가벼운 일도 할 수 없고, 항상 도움이 필요하며, 종일 취침을 필요로 한다.

* Q.O.L개선도   A. 매우 분명하게 개선되었다. B. 개선되었다.
C. 불변, D. 악화되었다.

제4장

꽃송이버섯
Q&A

꽃송이버섯 Q&A

1Q : 꽃송이버섯은 얼마 동안 섭취해야 효과가 있습니까? 또 섭취하는 양은 어느 정도가 좋습니까?

A : 지금까지의 체험예로 보면, 폐암인 분이라면 약 1개월 정도로부터 효과가 보였으며 대장 암에서는 1개월부터 3개월 정도의 기간에 효과가 나오고 있습니다. 전립선암의 예에서는, 섭취 몇일만에 신체에 활력이 나왔다고 하는 분도 있습니다.

섭취하는 분의 병의 상태나 체력등의 차이로, 효과가 나타나는 것이 다르다고 생각합니다만, 평균 1개월부터 수개월 정도의 섭취 기간으로 효과가 나타나고 있습니다.

또 섭취 하는 양입니다만, 마우스의 항종양실험으로부터 얻은 수치로 환산하면 사람의 경우 1일 100~200mg(베타글루칸) 정도를 기준으로 하여 섭취하면 좋습니다.

2Q : 현재, 간경변을 앓고 있고, 향후 암으로 갈까 걱정됩니다,

예방으로 섭취해도 좋을까요?

A : 암의 예방은 세포의 면역력을 높이는 것이 중요합니다. 면역력이 저하되면, 정상세포가 언제라도 암종양화 할 가능성이 있기 때문에 미리 면역력을 높이는 작용을 하는 하나비라다케 MH-3를 섭취하는 것은 좋습니다.

3Q : 폐암으로 수술을 받게 되었습니다, 수술전에 섭취해도 좋을까요?

A : 꽃송이버섯에 함유되어 있는 베타(1,3)글루칸은 백혈구를 증가시키는 기능이 있다는 것이 실험으로 밝혀졌습니다. 몸의 면역력을 높이고 체력을 증강시켜주기 때문에 수술전에 섭취하는 것은 매우 좋습니다.

4Q : 원발암으로 현재는 전이가 되지 않았는데 전이를 억제할 수 있습니까?

A : 사람은 선천적으로 면역력을 갖고 있으며, 암의 증식이나 전이를 억제하는 것은 면역력을 높이는 것이 제일 확실하고 안전한 방법입니다.
　그 면역력을 높이는 작용을 하는 것으로 지금 가장 주목을 받고 있는 것이 꽃송이버섯의 베타(1,3)글루칸입니다. 이것을 섭취함으로써 전이와 증식을 억제할 수 있습니다.

5Q : 현재 항암제를 사용한 치료를 받고 있는데 꽃송이버섯을 병용해도 좋습니까?

A : 항암제를 사용하면, 백혈구수가 급격하게 감소하는 것은 알고 계시리라 생각합니다. 동물실험에서 베타(1,3)글루칸을 투여하자 백혈구수의 감소를 억제하고, 감소한 백혈구를 증가시키는 효과를 보였습니다. 항암제를 사용할 때는 오히려 적극적으로 꽃송이버섯을 섭취하는 것이 효과적입니다.

6Q : 의사로부터 말기암 선고를 받았습니다. 연명 효과는 기대할 수 있습니까?

A : 베타(1,3)글루칸은 면역력을 높여주고 세포를 부활시키는 기능이 있기 때문에 섭취하면 연명효과를 충분히 기대할 수 있습니다. 체험자중에도 의사로부터 남은 기간이 1년이라고 선고 받은 분도 있었지만, 꽃송이버섯을 섭취하고 3년이나 장수한 분도 있습니다.

7Q : 현재, 프로폴리스나 키친키토산, 아가리쿠스, 로얄젤리 등

과 같은 건강기능식품을 섭취하고 있는데 병용해도 괜찮습니까?

A : 병용해도 전혀 문제가 없습니다. 오히려 함께 사용하는 것이 면역력을 한층 높일 수 있다고 생각합니다.

8Q : 통증이 있는데 통증을 억제할 수 있습니까?

A : 꽃송이버섯은 약이 아니기 때문에, 암의 통증을 억제하는 것은 바로 기대할 수는 없습니다. 면역력을 높이는 중에 완화될 수는 있지 않을까 생각합니다.

9Q : 꽃송이버섯이 가지는 항암작용의 비밀은 무엇입니까?

A : 꽃송이버섯에는 베타(1,3)글루칸이 100g 중에 61.9g이나 함유되어 있습니다. 버섯 중에서 가장 많이 함유하고 있으며, 베타글루칸 덩어리라고 부를 수 있을 정도입니다.
그리고 베타글루칸중에서도 항암작용이 있는 것은 베타(1,3)글루칸이라는 것이 연구에서 밝혀졌습니다. 이 베타(1,3)글루칸은 꽃송이버섯에서 추출된 베타글루칸입니다.

10Q : 꽃송이버섯에 함유되어 있는 베타글루칸의 분석은 어디에서 행해졌습니까?

A : (재) 일본식품분석센터에서 분석시험 한 결과 베타글루칸이 100g중 61.9g으로 아가리쿠스의 약 5배나 함유되어 있다는 것을 알게되었습니다.

11Q : 꽃송이버섯의 항암작용에 대해 연구한 것은 어느분입니까?

A : 도쿄약과대학 약학부 제 1미생물학 교실·야도마에교수(현 명예교수)를 중심으로 한 연구 그룹입니다. 버섯에 함유되어 있는 베타글루칸으로부터 항암제를 장기간 연구하고 있는 교수 중 일인자로 이번 꽃송이버섯에 함유되어 있는 베타글루칸의 추출측정 및 항암시험을 실시하여 발표하자 TV와 신문에서 대 반향을 일으켰습니다.

12Q : 항암 시험에서는, 어떤 결과를 얻을 수 있었습니까?

A : 쥐를 사용한 항암 실험에서는, 열알칼리 추출에 의한 100마이크로그램 투여군에 있어서 무려 100% 암을 억제했습니다. 열수 추출 500마이크로그램의 투여군에서도, 91.2%의 효과가 있었습니다. 이것은 놀랄 만한 항암 효과입니다.

13Q : 추출 측정의 결과, 지금까지의 버섯과 비교해서, 꽃송이

버섯은 어떤점이 우수합니까?

A : 꽃송이버섯에서 베타글루칸을 추출하는 방법으로 열수, 냉알칼리, 열알칼리 추출로 행했는데 주목해야 할 점은, 열수에서도 베타글루칸이 많이 추출된것입니다.

이것은 다른 버섯에는 없는 매우 드문 일로 열수에서도 추출할 수 있다는 것은 꽃송이버섯을 먹은 경우에도 베타글루칸을 쉽게 섭취할 수 있습니다.

14Q : 꽃송이버섯은 어떤 버섯인가요?

A : 꽃송이버섯은 꽃송이버섯과의 버섯으로 자실체는 산호모양 또는 모란채 모양을 하고 있으며 세계에 1과 1속 2종, 일본에는 1종만이 알려져 있습니다.

영어명은 '커리플라워 머시룸' 입니다.

15Q : 색이나 형태, 크기는 어떤가요?

A : 전체적인 색채는 담황색이나 흰색입니다. 몸은 두께가 1mm 정도로 평평하고 몇 개의 가지로 나누어져 있습니다. 가지의 끝은 꽃잎처럼 꼬불꼬불한 것이 특징입니다.

높이는 10~30cm 정도고 전체 지름이 20~40cm 정도 되는 반

구형 덩어리입니다.

16Q : 어떤곳에서 자라고 있나요?

A : 일본에서는 여름에서 가을에 걸쳐 홋카이도에서부터 관동지방의 아고산 지대에 분포하고 있으며, 소나무나 전나무, 솔송나무 등 침엽수의 그루터기나 마른 줄기의 뿌리 부분에서 자랍니다. 드물게 너도 밤나무나 메밀잣밤나무 등의 광엽수의 그루터기에도 생깁니다.

17Q : 외국의 경우 어떤 나라에 있나요?

A : 북미에서 발견되고 있습니다. 낙엽송이나 소나무의 묘목에 생기면 그 수목의 영양분을 흡수해 버려서 결국 수목이 마르게 되기 때문에 삼림 관리자들에게는 아주 성가신 버섯으로 미움을 받고 있다고 합니다. 한방으로 알려진 중국, 한국, 대만등에서는 현재 발견되지 않고 있습니다.

18Q : 산에 가면 많이 채취할수 있나요?

A : 유감스럽게도 자연에서 자라는 꽃송이버섯은 양이 매우 적어서 전문가가 찾아도 좀처럼 발견할 수 없습니다. '신비의 버

섯'이라고 불리는 것도 그 때문입니다. 다만 닮은 형태의 독버섯이 없기 때문에 모양을 보고 간단히 꽃송이버섯이라는 것을 알 수 있어서 안심하고 먹을 수 있습니다.

19Q : 그대로 먹어도 괜찮습니까?

A : 등산을 하는 사람이나 버섯 애호회 사람들은 꽃송이버섯을 발견하면 즐겨 먹고 있습니다. 고약하지 않은 풍미와 씹는 느낌이 좋아서 인기가 있는 듯합니다. 조리 방법으로는 삶아도, 구워도 맛있고 국거리로도 매우 좋습니다.

20Q : 면역력에 대해서 설명해 주세요.

A : 우리몸은 본래 외부로부터 침입해 오는 병원균이나 이물질에 대해서 배제하거나 무해한 것으로 바꾸는 조직을 갖추고 있습니다. 이것이 면역력 또는 면역 기구라고 하는 것입니다.

면역은 전문적으로 말하면, '자기와 비자기를 인식해서 비자기를 배제하는 시스템'이라고 말할 수 있습니다.

암세포도 일종의 이물(비자기)이기 때문에 그것에 주목해서 면역력을 높임으로써 암세포를 가두어 버리는 방법이 바로 면역요법의 기본적인 사고입니다.

약해진 몸을 강화시켜 주는 것입니다.

21Q : 면역력은 사람에 따라 다른가요?

A : 감기에 걸려기 쉬운사람과 잘 걸리지 않는 사람의 차이는 감기에 대한 면역력의 차이에 있습니다. 면역력이 약하면 누구나 감기에 걸리기 쉬워지며 반대로 면역력이 강하면 감기에 잘 걸리지 않게 되는 것입니다. 이것은 암에 대해서도 마찬가지여서 암에 걸리는 사람과 잘 걸리지 않는 사람의 차이로 나타납니다.

22Q : 꽃송이버섯은 건강식품으로서 제품화 되어 있습니까?

A : 하나비라다케 MH-3라는 제품명의 건강식품으로서 발매되고 있습니다. 이미 일본에서는 많은 분들이 그 효과를 체험하고 있습니다.

제5장

체험자의 목소리
꽃송이 버섯

꽃송이버섯 체험자의 목소리

– 46명의 체험자가 그들의 체험을 말한다.

간암

하나비라다케 MH-3제품으로 전신 무기력감이 호전.
간암도 반 년 만에 사라지고 지금도 재발 없음.

체험자 : 아사이 이치로 (67세, 남성)

혈액검사로 C형간염 보균자로 판명, 동시에 간암도 발견

C형간염에서 간암으로 진행된 케이스는 50대 이후의 세대에서는 종종 발견이 되는데, 치바시에 사는 아사이 이치로씨(가명, 67세)도 그 한사람입니다.

직장생활을 계속해오다 4년 전에 퇴직하였습니다. 노후에 대한 불안이 없을 정도로 저축하였기 때문에 퇴직 후 취미로 산책과 온천여행을 시작할 무렵에 C형 간염과 간암이 거의 동시에 발견되었습니다.

 아사이씨는 평상시에 건강에는 자신이 있었는데 3년 전에 몸 상태의 이상을 자각하였습니다. 특히 몸이 무기력하고 식욕도 극단적으로 떨어진 것입니다. 친구의 산책 권유도 거절할 정도가 되자 부인이 걱정하며 진찰을 권하였습니다.

 집 근처의 비교적 큰 병원에서 혈액검사를 받은 결과 C형 간염 바이러스 보균자인 것을 알게 되었습니다.

 20~30년 전에 감염되었다고 하는데 언제 어디서 감염 된 건지 알 수 없었습니다. 퇴직 전에는 회사에서 건강 검진을 받았었지만 간염바이러스 검사는 없었던지 지적 받은 기억은 없다고 했습니다. 술을 마시기 때문에 간 기능인 감마-GTP수치가 나쁘긴 했었지만….

 간암이 의심되어 대학병원에서 정밀검사를 받게 되었습니다. 검사는 사정으로 인해 3개월 후에 받게 되었는데, 간에 암세포가 크고 작은 것이 5개가 있다는 것을 알게 되었습니다. 수술로 제거하는 것은 어렵고 제거하더라도 재발 가능성이 매우 높다고 하여 수술은 하지 않았습니다.

 수술이 불가능한 말기암이라는 선고였습니다. 항암제를 간동맥으로 주사하는 방법이 있었지만 거부하였습니다. 식사요법과 건강식품을 이용하여 암과 싸우려고 생각하였기 때문입니다.

 가족, 친구, 지인을 포함하여 책과 잡지, 인터넷 등으로 정보를 모았습니다. 실로 여러 가지 항암식품과 식사법, 건강식품이 있었지만 하나비라다케 MH-3제품이 마음에 들었습니다. 꽃송이 버섯의 베타(1,3)글루칸의 면역강화력이 필요하다고 직감하였습니다. 또한 하나비라다케 MH-3제품을 치료에 사용하고 있는 의사가 몇 명이나 있다는 것도 결정의 한 가지 요인이었습니다.

금주, 식생활 개선과 하나비라다케 MH-3로
5개 암병소가 반년 만에 소실

하나비라다케 MH-3 제품은 천연성분이기 때문에 부작용 등의 걱정이 없어 많이 먹는 것이 좋겠다고 판단하여 권장량보다 많이 섭취하였습니다. 동시에 간에는 백해무익하기 때문에 좋아하는 술도 완전하게 끊었습니다. 식사요법은 부인에게 맡겼습니다.

주식은 쌀과 밀 배아를 기본으로 하고 부식은 채소, 버섯류, 해조류, 대두제품이 메인. 동물성단백질은 전적으로 어패류 위주로 섭취하였으며, 고기는 1주일에 2끼만 하기로 결정하였습니다. 특히 채소는 여러 종류를 구비하여 많은 스프 재료로 활용하여 먹었습니다.

하나비라다케 MH-3제품과 식사요법을 한 1개월 후 혈액검사를 통해 면역계의 수치가 향상된 것이 확인되었습니다. 종양마커도 기준치 영역내로는 가지는 못했지만 대폭 내려갔습니다.

어찌할 수 없었던 전신 무력감이 거짓말처럼 사라졌습니다. 물론 식욕도 돌아왔습니다. 사람들과 밝고 즐겁게 이야기할 수 있고 개와 함께 산책을 나갔으며, TV로 축구를 보며 응원하는 것이 가능하게 되어 병을 이긴 것 같은 기분이 들었습니다.

그리고 6개월 후. 5개가 있었던 암은 모두 소실되었습니다. 종양 마커도 간 기능 수치도 기준치를 유지하고 있습니다. 산책은 안하고 있지만 온천 여행은 즐기고 있습니다.

간암

하나비라다케 MH-3제품으로 간암 치료 부작용이
바로 사라지고, 암은 3개월 만에 소실.

체험자 : 코다케 아키오 (64세, 남성)

C형간염 진단 2년 후, 권태감이 계속되어
검진 받은 결과 암이 발견

하나비라다케 MH-3제품을 섭취하고부터는 간암 치료 부작용이 매우 좋아졌습니다. 치료도 적극적으로 할 수 있게 되어 암을 극복한 지금은 취미인 낚시를 만끽하고 있습니다.

이렇게 체험담을 건강하게 이야기한 것은 후쿠오카시에 사는 코다케 아키오씨(가명, 64세)입니다. 코다케씨가 간암으로 진단 받은 것은 2005년 6월의 일입니다.

사실은 2003년에 C형 간염에 감염된 것을 알게 되었습니다. 집에 가만히 있는 성격이 아니기 때문에 퇴근 후 매일 밤 술을 마시고, 쉬는 날도 아침 일찍부터 낚시를 하러 갔습니다. 그런데 60세 정년퇴직하기 1년 전부터 갑자기 몸이 나른해져 집에서 쉬는 일이 많아지게 되었습니다.

걱정하던 부인의 권유로 검사를 받은 결과 C형 간염이었습니다. 감염 경로는 전혀 알 수 없었습니다. 이후로는 주량을 줄인 덕분에 몸 상태도 당분간은 안정되었습니다.

그런데 2년 후인 2005년에 다시 권태감이 생기고, 식욕부진도 일어났습니다. 그래서 병원에서 검사를 받은 결과 간에 2cm 크기의 암이 발견되어 의사의 권유로 암 전문병원에서 치료를 받게 되었습니다.

의사와 상담한 결과 간동맥 색전술이라고 하는 치료를 받기로 하였습니다. 1회 입원기간은 1주일 정도로 의사는 "1회 치료로 완치될 확률은 낮기 때문에 몇 번 실시하며 상태를 봅시다."라고 하였습니다.

그때 걱정된 것은 치료에 의한 부작용이었습니다. 간염으로 인해 무기력함과 식욕부진의 괴로움을 알고 있었기 때문에 "더 지독하다면 치료를 참을수 없지 않을까" 하고 불안하였습니다.

구토, 무기력함이 3일후에는 좋아짐, 암의 재발도 없음.

이 때 아는 분이 하나비라다케 MH-3제품을 권유하였습니다. 그 분도 전립선암으로 항암제 치료를 받은 경험이 있었습니다. 그런데 하나비라다케 MH-3제품을 섭취하자 부작용이 거의 없어지고, 치료 후 재발도 없었다고 합니다. 적어도 부작용만이라도 가벼워졌으면 하는 바람으로 하나비라다케 MH-3제품을 구입하여 섭취하였습니다.

그 후 바로 간암 치료를 시작하였습니다. 치료 다음날 구토와 무기력감을 느낀 코다케씨. 의사로부터 부작용은 1주일정도 계속 될 것이라는 이야기를 들었기 때문에 각오하고 있었습니다. 그런데 3일후부터 부작용이 모두 사라져 편안하게 자택요양을 할 수 있었습니다.

더욱 놀란 것은 검사를 위해 병원에 갔을 때였습니다. MRI 촬영결과 암이 소실된 것입니다. 하나비라다케 MH-3제품을 섭취하고 3개월 후의 일입니다.

그 후 정기검진에서도 암 재발의 징후는 없었습니다. 의사도 "1회 치료만으로 이정도 효과를 본 사람은 드뭅니다."라고 하였습니다. 현재 코다케씨는 술은 전혀 안마시고 암 재발을 방지하기 위해 대두식품과 녹황색 채소를 많이 섭취하도록 신경 쓰고 있습니다.

지금까지 하나비라다케 MH-3제품을 섭취하고 있습니다. 퇴직 전보다 오히려 건강해져 취미인 낚시도 매주 갈 수 있을 정도입니다. 하나비라다케 MH-3제품을 알려준 분에게는 매우 감사하고 있습니다.

골수암

골수암으로 인한 전신의 통증으로 괴로웠지만
2년 후 완치

체험자 : 키쿠치 케이코 (61세, 여성)

골수에 생긴 암으로 등과 허리 통증이 지속, 걷는 것도 곤란

치바현 후나바시에 사는 주부 키쿠치 케이코씨(가명, 61세)는 2003년 여름 어느 날 갑자기 등에 통증을 느꼈습니다. 그래서 정형외과 진찰을 받았지만 점점 등의 통증이 증가하여 어깨와 허리까지 통증범위가 넓어져 차를 운전하는 것도 괴로워졌습니다.

키쿠치씨의 등의 통증은 다발성골수종(골수에 생기는 형질세포암)으로 인한 것이지만 자신이 암인 것을 알지 못했기 때문에 몸이 쉽게 피곤해지기도 하여 췌장염을 의심하였습니다. 그래서 내과 검사를 받았지만 내장에는 이상이 없었습니다.

다음으로 키쿠치씨가 방문한 곳은 통증클리닉입니다. 그렇지만 통증을 잡기위해 치료를 계속해도 변함없이 등의 통증은 심해질 뿐. 그러던 중 걷는 것마저도 부자유스러워졌습니다. 양다리에 마비와 통증이 생겨 생각처럼 걸을 수 없게 된 것입니다.

뇌에 원인이 있어 다리가 꼬이는 것은 아닌가 하고 생각하여 이번에는 뇌신경외과에 가려고 하는 때에 흉추(등뼈의 상부)가 압박 골절되었습니다. 바로 입원하여 수술을 받은 결과 척수의 손상과 종양(암)이 발견되었습니다. 암인 것을 알게 되었을 때는 물론 쇼크였지만 마음을 다잡아 암을 치료해야겠다고 생각하였습니다.

키쿠치씨는 그 후 한동안은 휠체어 생활을 해야 했습니다. 하지만 하루라도 빨리 암을 치료하고 싶다는 생각으로 기능회복훈련에 몰두 입원 1개월 후에 퇴원. 지팡이를 짚고 걸을 수 있을 정도로 회복하여 자력으로 암 센터(암을 전문으로 치료하는 병원)에 가서 입원하였습니다.

2004년 초의 일입니다. 암 센터에서는 방사선치료, 항암제의 링거주사, 채취한 본인의 혈액에서 추출한 세포를 이식하는 치료 등이 실시되었습니다. 키쿠치씨의 경우 등뼈가 부러지기 쉽기 때문에 골수종이 생긴 부분의 등뼈를 절제하는 것은 매우 위험하다고 판단. 수술은 불가능했습니다.

골수암은 희귀한 병에 들어가는 듯 했습니다. 치료 중 식욕부진, 구토 등과 같은 부작용은 거의 느끼지 않았습니다. 머리카락은 대량으로 빠졌지만 암 센터의 선생님이 머리는 나중에 다시 난다고 하였기 때문에 탈모는 걱정되지 않았습니다.

떨어졌던 체온이 상승하여
항암제의 부작용으로 빠진 머리카락도 자랐다

키쿠치씨는 하나의 치료가 끝나면 암 센터를 일단 퇴원하여 다시 입원하여 다음 치료를 받는 것을 반복하였습니다. 결국 모든 치료가 끝났을 때는 2004년이 저물어 갈 무렵이었습니다.

이러한 키쿠치씨가 하나비라다케 MH-3제품을 섭취하기 시작한 것은 일련의 암 치료를 실시하는 중이던 2004년 여름이었습니다. 암 센터에서의 치료는 순조롭게 진행되었지만, 나중에 암이 재발, 전이할지도 모른다는 불안감이 있었습니다. 그래서 면역력을 강화시키려는 생각으로 하나비라다케 MH-3제품을 섭취하게 되었습니다. 꽃송이버섯의 항암효과에 대해서는 강연회와 잡지 등에서 봐왔기 때문에 이전부터 알고 있었습니다.

하나비라다케 MH-3제품을 섭취한 후 하루 아침에 건강이 돌아온 것은 아니었지만 조금씩 몸 상태가 좋아지게 된 것은 확실하였습니다. 신경 쓰이던 등의 통증과 다리 마비는 사라지고 낮았던 체온도 36℃대까지 올라왔습니다. 몸이 쉬 피곤해지는 것도 괜찮아지고 감기도 걸리지 않게 되었습니다. 항암제의 부작용으로 빠졌던 머리카락도 조금씩 다시 자라게 되었습니다. 이러한 변화로부터 면역력이 강화된 것을 실감하게 되었습니다.

그 후에도 키쿠치씨는 매년 2회 병원에서 검사를 받고 있지만 이상은 발견되지 않았습니다. 암 발견 후 2년이 경과한 2006년 여름 담당의사는 관해寬解라는 말을 사용하여 암이 치료되었다고 하였습니다. 그래서 키쿠치씨는 면역력저하를 방지하기 위해 현재도 계속 하나비라다케 MH-3제품을 섭취하고 있습니다.

담낭폴립

구토와 통증이 나날이 심해져 먹어도 곧바로 토했다.
2개 있었던 폴립이 2개월 만에 하나가 사라져서 놀랐다.

체험자 : 스와 (42세 · 남성)

  3년 전, 회사의 건강검진에서 혈당치와 감마-GTP수치가 올라 있어 병원에서 간을 X레이, 혈액, 초음파검사로 검진하자, 간아래 담낭에 폴립이 1개 있는 것을 알게 되었습니다.
  의사는 "양성으로 수술하지 않아도 됩니다."라고 말했지만, 반년 후 봄 검진에서 2번째 폴립이 생긴 것을 알게 되었습니다. 크기는 5㎜ 정도로 초음파 모니터로 직접 확인할 수 있었습니다. 이전부터 구토와 아픔이 있긴 했지만 나날이 심해지고 있었습니다.
  어머니가 간암으로 돌아가셨고, 폴립이 생긴 친척도 있기 때문에 여러가지 건강식품을 섭취하여 조금씩의 효과는 볼 수 있었지만 스스로 '이것이다'라고 할 만큼 효과를 본 것은 없었습니다. 폴립의 크기는 5㎜ 정도로 대단하지는 않지만, 1년 전부터 구토와 통증이 심해져 2000년 봄 무렵부터 80%정도만 먹어도 토하게 되었습니다.
  의사가 간을 진찰했지만, 특별한 이상은 없어 "그다지 신경쓰지 않아도 된다"라고하였습니다.

그 해 7월에 하나비라다케 MH-3라고 하는 버섯 건강식품이 있다는 것을 듣고, 아는 사람집에서 한번 섭취했습니다. 조금 피곤이 가신듯한 느낌이 들었습니다.

베타글루칸에 관심을 가지고 있었기 때문에 그 당시 야도마에 교수의 비디오를 보고 베타글루칸에 (1,3)타입과 (1,6)타입이 있다는 것을 알게 되었습니다. 즉시 주문하여 5일후부터 섭취했습니다. 처음에는 몸이 가벼워졌습니다.

6일경부터 구토가 없어지고, 통증도 누그러졌습니다. 이 하나비라다케 MH-3제품의 효과에 대단히 놀랐습니다.

병원에서의 초음파검진에서 하나비라다케 MH-3를 섭취한 7월16일부터 9월19일까지 채 2개월이 되지 않았는데 2개였던 폴립이 한 개가 없어진 것을 알게 되었습니다.

이렇게 빨리 5㎜ 정도의 폴립이 없어져서 놀랐습니다. 직접 모니터로 확실히 확인했습니다. 의사도 놀라서 말도 못하고 단지 고개를 끄덕일 뿐이었습니다.

검사를 지속하고 있는데 남아있던 1개가 없어지면 의사 선생님에게 "하나비라다케 MH-3를 섭취하고 있습니다." 라고 이야기 할 생각입니다. 그리고 의사에게 초음파사진을 받아, 하나비라다케 MH-3 발매원에 감사의 마음을 담아 보낼 생각입니다.

나는 회사에 근무하고 있지만, 집은 농사를 짓고 있습니다.

건강을 테마로하여, 건강야채를 하우스에서 재배하면서 바쁜 나날을 건강하게 보내고 있습니다.

담낭암

담낭암으로 인한 항암제 투여가 괴로웠지만
하나비라다케 MH-3제품 섭취로 회복

체험자 : 타니자키 노리미츠 (77세, 남성)

항암제 부작용으로 백혈구 수치 내려가고 식욕부진으로 고민

　오오이타현 베츠부시에 사는 타니자키 노리미츠씨(가명, 76세)가 담낭암으로 진단받은 것은 2007년 9월의 일입니다. 부인인 마키씨(가명, 77세)로부터 남편의 병에 대해 이야기를 들었습니다.

　남편이 갑자기 위가 묵직하다고 하여 함께 병원에 가서 여러 가지 검사를 받은 결과 담낭암이라는 선고를 받았습니다. 선생님은 이미 손쓰기 어려운 상태라고 하였습니다. 정말 쇼크였습니다. 왜냐하면 지금까지 정말 건강하였기 때문에……. 위의 상태가 나쁘다는 것 이외에는 자각증상이 거의 없었습니다.

　담낭암이라는 것을 알고 바로 항암제에 의한 치료를 시작하였습니다. 1~2주에 한번 통원하여 링거주사로 항암제 투여를 받게 되었습니다. 그런데 항암제 부작용이 심하여 노리미츠씨는 매우 괴로워하였습니다.

　백혈구의 수치가 급격히 저하되고, 항암제를 시작한 직후에는 식욕부진과 복통이 일어나고, 얼굴에 황달도 생기게 되었습니다.

소변의 색도 마키씨가 보니 매우 짙었다고 합니다.

50년간 함께 살아온 부부이기 때문에 남편의 몸이 안 좋으면 내 일처럼 괴로웠습니다. 등을 문질러줘도 괴로움이 나아지지 않아 정말로 딱하였습니다.

노리미츠씨의 부작용이 매우 심하였기 때문에 링거주사에 의한 항암제 치료를 중단하고 먹는 약에 의한 치료로 변경하게 되었습니다.

한편, 마키씨도 "무언가 암에 좋은 것은 없을까?"하고 알아보기 시작하였습니다. 그러한 때에 건강잡지에 게재되었던 하나비라다케 MH-3제품의 기사를 보게 되었습니다. 꽃송이버섯에는 면역력을 높이는 성분이 풍부하게 함유되어 있는 것을 알게 되어 "남편의 괴로움이 조금이라도 가벼워진다면"하는 바람으로 하나비라다케 MH-3제품을 구입하게 되었습니다.

섭취하고 3주후부터 몸 상태가 호전되어
백혈구의 감소가 멈추다

노리미츠씨는 2007년 10월부터 하나비라다케 MH-3제품을 섭취하였습니다.

하나비라다케 MH-3제품을 섭취하기 시작할 무렵은 항암제의 부작용 때문인지 힘이 없던 노리미츠씨였지만 3주가 지난 무렵부터 눈에 띄게 몸 상태가 호전되기 시작하였습니다. 소변색이 정상으로 돌아오고 복통이 없어지고 얼굴 황달도 좋아지기 시작하였습니다. 병원에서 검사 받은 결과 백혈구의 감소가 멈춘 것도 알게 되었습니다.

의사는 '새로운 항암제가 몸에 맞기 때문일지도 모르겠습니다'라고 하였습니다. 그렇지만 우리들은 하나비라다케 MH-3제품 덕분이라는 생각이 들 수밖에 없었습니다. 섭취하기 시작하고부터 식욕이 되돌아오고 몸 상태도 매우 좋아졌기 때문입니다.

지금도 노리미츠씨는 먹는 항암제치료를 계속해가면서 MH-3제품을 섭취하는 생활을 하고 있습니다. 마키씨는 노리미츠씨의 식사에 신경을 쓰며 기름기 있는 음식과 육류를 제외한 야채중심의 식단을 실천하고 있습니다. 또한 노리미츠씨는 식욕이 왕성해져 무엇이든 잘 먹기 때문에 요리를 하는 마키씨도 무척 의욕이 넘칩니다.

최근에는 조금씩 움직여서 체력을 기르지 않으면 안 되겠다는 생각으로 자전거로 시장을 봐오기도 합니다. 약의 부작용으로 괴로워했던 것이 거짓말 같아 정말 기쁩니다.

마키씨에게 의지해가면서 앞으로도 치료를 계속해 나갈 노리미츠씨. 하나비라다케 MH-3제품은 계속하여 섭취하고 싶다고 합니다.

대장암

수술로도 잡지 못한 대장암을
하나비라다케 MH-3제품으로 가볍게. 폐 전이암은 소실

체험자 : 와타나베 카즈로 (42세, 남성)

설사와 복통으로 고민, 정밀검사 받자 말기 대장암으로 판명

도쿄도 코가네이시에 사는 회사원 와타나베카즈로씨(가명, 42세)는 어렸을 때부터 위가 약하여 어른이 되어서도 위와 배가 아프거나 설사와 변비를 반복하여 왔습니다. 원래 신경질적인 성격인 와타나베씨는 이러한 위의 불편함이 스트레스 때문이라고 생각해왔습니다.

2000년에 결혼한 와타나베씨는 이 무렵부터 때때로 심한 설사와 복통으로 고민하게 되었습니다. 그래서 부인의 권유로 그해 12월에 병원에서 정밀검사를 받았습니다.

그러자 진행된 대장암으로 임파절로 전이된 것을 알게 되어, 의사로부터 '여명 3개월'이라고 선고받았습니다. 눈앞이 깜깜해지면서 함께 있던 부인과 함께 비탄에 잠겨있을 뿐이었습니다. 의사가 수술을 권유하였지만 어떻게 해야 좋을지 바로 판단이 서지 않았습니다. 어찌되었든 간에 바로 항암제 치료를 받게 되었습니다.

그 후 와타나베씨는 오래전부터 다니고 있던 의사와 상담하여

수술을 받게 되었습니다. 하지만 수술로 모든 암을 잘라낼 수는 없었습니다.

수술 후의 몸 상태도 좋지 않아 불안한 하루하루가 계속되었습니다.

그러한 때 한의사로부터 소개받은 것이 기회가 되어 하나비라다케 MH-3 제품을 섭취하게 되었습니다.

한방에서는 옛날부터 버섯이 간, 폐, 장의 증상에 좋다고 알려져 왔습니다. 또한 서양의학의 연구에서도 버섯 중에는 면역력을 높여주는 베타글루칸이라고하는 성분을 함유하고 있는 것이 있어 암에도 효과가 있다고 한의사로부터 들었습니다. 그렇기 때문에 하나비라다케 MH-3제품도 반드시 효과가 있을 것으로 생각하여 바로 구입하였습니다.

와타나베씨는 지푸라기라도 잡는 심정으로 퇴원 후 MH-3 제품을 섭취하기 시작하였습니다.

하나비라다케 MH-3로 폐암은 축소, 등의 육종도 소실

하나비라다케 MH-3제품을 섭취하기 시작하면서부터 와타나베씨의 몸 상태는 안정되어 의사로부터 선고받은 '여명 3개월'은 지나가게 되었습니다.

실제 섭취하고 3개월이 지날 무렵 하나비라다케 MH-3제품의 효과라고 생각할 수 있는 일이 일어났습니다. 병원에서 정기검사를 받은 결과 높았던 종양마커의 수치가 절반까지 내려갔던 것입니다. 이에 의사도 놀라며 "민간요법이라도 하고 있습니까?"라고 물었습니다.

그렇지만 그 후 와타나베씨의 등에 주먹 크기의 육종이 생기고, 폐로 암이 전이된 것이 발견되어 다시 수술 받은 결과 암은 횡격막에도 전이되어 있었습니다. 수술로는 횡격막의 암에 대해서는 적출하였지만 폐암은 모두 제거할 수 없었습니다.

암이 전이된 것을 알았을 때는 솔직하게 말해 쇼크였습니다. 그래도 하나비라다케 MH-3제품으로 대장암의 종양마커가 개선된 것을 생각하며 암을 극복하려고 필사적으로 섭취하였습니다.

그러자 제거되지 않았던 폐의 암도 점점 축소되었고, 피부의 육종도 1년 후에는 사라졌습니다. 건강해진 와타나베씨는 바로 직장에 복귀하였습니다.

와타나베씨는 항암제와 하나비라다케 MH-3제품을 계속 섭취하고 있습니다. 그 결과 폐에 전이된 암은 모두 사라지고, 2005년에는 항암제를 먹지 않아도 될 정도로 회복하였습니다.

하나비라다케 MH-3제품과 계속 지켜봐준 아내 덕분에 암을 극복할 수 있었다고 생각합니다.

대장암

내시경으로 절제할 수 없는 대장암
하나비라다케 MH-3제품으로 축소, 약의 부작용도 없다.
체험자 : 오오시마 사토코 (72세, 여성)

식욕부진과 변비로 고민, 병원 검사 결과 폴립이 발견
먹는 것을 매우 좋아하였는데 갑자기 식욕부진으로 고민하게 되었습니다.

도쿄도 세타가야구에 사는 오오시마 사토코씨(가명, 72세)는 65세가 될 때까지 사립고교의 비상근강사로 교단에 섰습니다. 퇴직하고는 남편과 해외여행을 다니거나 교원 동료와 모여 식사를 하는 등 유유자적한 생활을 하고 있었습니다. 그러한 오오시마씨의 몸에 변화가 나타난 것은 2006년 가을입니다.

개운한 것만을 즐겨먹게 되었습니다. 항상 배가 부풀어 있는 듯한 느낌이 들고 변비도 심해져 30분 가까이 화장실에 있기도 하였습니다.

근처의 병원에서 검사 받은 결과 대장에서 폴립이 2개 발견되었습니다. 의사는 "폴립 2개중 하나는 암화된 것이 의심된다."며 종합병원에서의 검진을 권유하였습니다.

그렇지만 암이라고 고지 받는 것이 두려워서 좀처럼 병원에 갈 수 없었던 오오시마씨는 남편의 설득으로 2006년 연말에 겨우

검사를 받게 되었습니다.

하나비라다케 MH-3제품을 알게 된 것도 그 무렵입니다. 교원 동료 중 한사람이 '나도 계속 먹고 있어'라며 알려주었습니다. 그쪽은 유방암이었는데 하나비라다케 MH-3제품으로 극복하여 지금은 완전히 건강한 모양입니다. 자신이 암일지도 모른다고 걱정하고 있어서 무언가 의지하고 싶었기 때문에 서둘러 구입하게 되었습니다.

그래서 오오시마씨는 2007년 1월부터 하나비라다케 MH-3제품을 섭취하기 시작하였습니다. 그러자 3일후에는 대변이 순조롭게 나오며 배가 편안해 졌습니다.

하나비라다케 MH-3제품을 섭취하기 시작하고 1주일 후에 검사결과를 알게 되었습니다. 조기 S상결장암이라는 판명이었습니다.

처음에는 "암"이라고 하는 단어에 동요되었지만 "내시경으로 제거하는 것만으로 개복수술을 할 필요는 없습니다."라는 의사의 설명을 듣고 안심하여 바로 내시경에 의한 수술을 실시하였습니다.

**변비가 바로 나아지고 식욕이 좋아지고 암이 축소,
약의 부작용도 없음**

하지만 그 2주후 다시금 나쁜 소식을 접하게 되었습니다. 수술 후 검사 결과 암을 모두 제거할 수 없었고 전이된 것을 알게 되었습니다. 개복수술을 권해 바로 입원하게 되었습니다.

 개복수술은 입원하여 1주일 후에 하기로 결정되어 그 사이에도 하나비라다케 MH-3제품을 계속 섭취하였습니다. 그러자 수술 5일전이 되자 생각지 못한 몸의 변화가 일어났습니다.

 아무것도 먹고 싶지 않은 상태가 계속 되었는데 갑자기 식욕이 좋아졌습니다. 남편으로부터도 얼굴색이 눈에 띄게 좋아졌다고 몇 번이나 들었습니다.

 수술 직전에 다시 검사를 받은 결과 더욱 놀라운 결과가 기다리고 있었습니다. 암이 축소된 것입니다. 담당 의사로부터는 "지금 상태로는 수술할 필요가 없기 때문에 항암제 치료를 합시다." 라는 말을 들었습니다.

 개복수술을 피한 오오시마씨는 통원하면서 항암제에 의한 치료를 받게 되었습니다. 약의 부작용은 각오하고 있었는데 전혀 일어나지 않고 암이라는 것을 알기 전에 느꼈던 복부의 위화감과 변비도 없어졌습니다. 그 후에도 항암제 치료와 하나비라다케 MH-3제품의 병용을 계속한 결과 3개월 후의 검사에서는 암이 더욱 작아진 것을 알게 되었습니다.

 항암제의 효과도 물론 있었지만 하나비라다케 MH-3제품의 덕분이라고 생각합니다. 이후로도 계속 섭취하여 암을 극복하고 싶습니다.

대장암

대장암 수술 후, 하나비라다케 MH-3 제품으로
약의 부작용이 호전, 남아있던 암도 소실.

체험자 : 사사키 나오야 (45세, 남성)

혈변, 복통, 식욕부진이 계속.
직장에서 크고 작은 암이 발견되었다

도쿄도 코시마구에 사는 사사키 나오야씨(가명, 45세)는 두 명의 친구와 함께 경영컨설팅 회사를 경영하고 있습니다. 경영상의 어려움은 물론 있지만 자신들이 세운 회사이기 때문에 보람을 한층 느끼고 있었습니다.

그러한 사사키씨의 몸에 이상이 생긴 것은 2006년 1월이었습니다. 혈변이 나오고 아랫배에 찌르는 듯한 통증이 있었습니다. 식욕도 떨어져 체중은 1개월에 3kg이나 빠졌습니다. 직장에서도 "얼굴색이 나쁘다"라는 말을 듣는 일이 많아졌습니다.

사사키씨는 어렸을 때부터 위가 약해 많이 먹거나 스트레스를 받으면 설사와 복통을 일으키는 일이 많았습니다. 하지만 "이번에는 다르다"고 느껴 종합병원에서 검사를 받은 결과 직장에서 크고 작은 암이 1개씩 발견되었습니다.

사사키씨는 30대 후반에 이혼한 후 혼자 살고 있었습니다. 위가 약하기 때문에 식사는 나름대로 신경을 쓰고 있지만 외식이 많기 때문에 아무래도 영양을 고르게 섭취하지는 못하고 있었습니다. 게다가 최근에는 음주양도 증가하였습니다. 이러한 식생활이 암의 원인이 되었다고 생각합니다.

 의사로부터 입원치료를 권유받았지만 회사 때문에 장기입원은 피하고 싶었습니다. 그래서 의사와 상담하여 큰 암을 먼저 수술로 제거한 후 작은 암은 항암제 치료로 상태를 보기로 하였습니다.

**빠진 체중이 증가하고 권태감도 호전되어,
반년 후에 암은 소실**

 수술은 무사히 성공하여 큰 암을 제거할 수 있었습니다. 하나비라다케 MH-3제품을 알게 된 것은 수술을 받은 직후였습니다. 병원에 문병 온 회사 동료가 암에 효과가 있다며 가지고 온 것입니다. 그 친구의 이야기로는 아는 사람이 위암으로 항암제 치료를 받았는데 이것을 섭취하고부터 매우 경과가 좋아졌다는 것이었습니다. 친구로부터 받은 하나비라다케 MH-3제품을 섭취하였습니다.

 동시에 항암제에 의한 치료도 시작했는데 원래 체력에는 자신이 없었던 사사키씨는 항암제 부작용을 매우 걱정하였습니다.

 걱정했듯이 항암제 치료를 시작하고는 하복부 통증과 권태감, 구토의 부작용이 일어났습니다. 그런데 서서히 호전되어 식욕도 돌아왔습니다. 간호사로부터도 '얼굴색이 점점 좋아지네요.' 라는 말을 듣게 되었습니다.

　정월 무렵부터 빠진 체중도 4월에는 원래 상태로 돌아오고 일도 이전처럼 하게 되었습니다. 거래처에는 병에 대하여 이야기하지 않았기 때문에 '운동이라도 시작하였습니까?'라는 말을 들을 정도로 건강을 회복하였습니다. 그 후 7월에 받은 검사에서는 작은 암도 소실된 것을 확인하였습니다.

　의사는 "만약 작은 암이 없어지지 않았다면, 인공항문의 가능성도 있었다."고 하였습니다.

　항암제도 물론이지만, 하나비라다케 MH-3제품을 계속 섭취한 것이 정말로 좋았다고 느낍니다. 지금은 설사와 복통도 없고 매우 상태가 좋습니다. 재발의 징후도 없습니다.

대장암

건강진단에서 '대장암입니다'라는 진단에 눈앞이 깜깜해짐. 재검사때 "폴립이 깨끗하게 없어졌습니다."라며 의사도 놀라워했다.

체험자 : 이토 (36세, 남성)

1999년 봄 건강진단에서 "대장에 폴립(암)이 있습니다. 지금 수술하는 것이 좋겠습니다."라는 의사로부터 진단결과를 들었을 때, 눈앞이 깜깜해졌습니다. "어째서 내가 암에?"

작년에 독립하고, 회사의 경영이 간신히 순조롭게 되었던 때에 이런 난관에 부딪쳤다는 사실이 너무나 두렵고 당황스러웠습니다. 대기업 사원 시절이라면 천천히 입원해서 치료하는 것도 가능하지만 작은 광고대리점을 시작한지 얼마 안되어 현재는 하루 쉬면 몇 개월이나 일이 멈추어 버리게 되는 상황입니다. 그렇지 않아도 경기도 안좋고, 일이 적은 이때 어째서 나만 이런 일이 생기게 된 것일까 하는 한탄스러움에 세상 모든 것이 한스러웠습니다.

5월 연휴끝에 회사를 선택해야할지 병을 우선 치료해야 할지 마음이 흔들렸습니다. "어차피 병에 걸렸으니까?"라는 생각에 나날이 술로 하루를 보내었습니다. 이런 고민끝에 우선 병을 먼저 고쳐야겠다고 마음 먹었습니다.

암 선고 후 1개월이 지나자 마음은 의외로 침착해져, '먼저 입원하기 전에 친구에게 조언을 구하자'라는 생각으로 일 때문에 알게 된 매스컴 회사의 동료에게 전화했습니다.

그 친구는 "최근 환상의 버섯이라고 불리는 꽃송이버섯에 암에 매우 좋은 베타글루칸이 다량으로 함유되어 있는 것으로 알려져 있고, 인공재배도 성공했다고 하는데 섭취해 보면 어떨까?"라는 이야기와 함께 신문기사를 복사해서 보내주었습니다.

재빨리 꽃송이버섯을 재배하고 있는 회사에 연락하자, 천연 꽃송이버섯은 매우 희귀하여 환상의 버섯이라고 불리고 있다는 것과 희고 깨끗하며 맛있는 버섯이라는 것 등 꽃송이버섯에 대해 상세하고도 친절하게 알려주었습니다.

또한 베타글루칸의 양이 버섯중에서 제일 많으며, 도쿄약과대학의 연구에서 베타글루칸에 강력한 항암 작용이 있다는 것도 알려지게 되었다는 것에 대해서도 자세하게 설명해 주었습니다.

그러면서 꽃송이버섯을 정제화한 하나비라다케 MH-3라는 제품을 소개해 주었습니다.

어쨌든 빨리 몸을 건강하게 하고 싶었기 때문에 하나비라다케 MH-3제품을 구했을 때 매우 기뻤습니다.

6월에 들어서고 일 때문에 장기입원도 할 수 없었기 때문에 내시경으로 폴립 2개를 절제했습니다. 작은 폴립은 아직 있었지만, 그 때는 그대로 퇴원했습니다.

의사는 '별일 아니다'라고 했지만, 나중에 알게된 일이지만 수술로 떼어낸 2개가 이미 암으로 진행되고 있었던 것입니다.

퇴원 이후 나는 건강해지자는 일념으로 매일 하나비라다케 MH-3제품을 섭취했습니다.

1개월 후, 재검에서 "남아있던 폴립이 깨끗하게 없어졌습니다."라며 놀란 의사의 말에 나 자신도 놀랐습니다.

치료 후 경과가 좋았기 때문에 의사도 놀랐던 것입니다. "변비는 없습니까?", "변비기가 있던 적은 없습니까?"라고 의사는 끊임없이 물어봤습니다. 수술 후 변비로 고민하는 사람이 많다는 것입니다.

나는 하나비라다케 MH-3 제품 덕분에 변비도 없고, 몸도 건강해졌습니다. 무리를 하지 않도록 최선을 다해 아침엔 1시간 늦게 출근하고, 퇴근은 1시간 일찍 하긴 했지만, 걱정이던 회사에도 갈 수 있을 정도로 건강해졌습니다.

하나비라다케 MH-3제품은 내 몸에 매우 잘 맞았다고 생각합니다. 물론 동료에게도 이 제품을 소개하고 있습니다.

대장암

위와 배의 상태가 안좋아짐. MH-3제품을 섭취하기 시작하면서부터 급속하게 종양 부분이 회복. 의사도 믿을 수 없다는 표정.   체험자 : 오노 (37세.남성)

어렸을 적부터 소화기계통이 안 좋았습니다. 위나 배가 아픈 것은 항상 있는 일로 그때도 배가 안 좋은 상태가 계속되고 있었지만, 단지 스트레스성이라고 생각했습니다.

병원에서 검사를 받고 대장암인 것을 알게 되어 1998년 연말에 입원했습니다. "이 상태라면, 설을 맞이할 수 없을지도 모른다." 라고 생각될 정도로 걱정하는 날이 지속되었습니다.

어머니가 십수년에 걸쳐 다니고 있는 한의사 선생님에게도 상담한 결과, 과감하게 12월16일에 수술을 받았지만 수술후에도 배 상태가 그다지 좋지 않았기 때문에 가족 모두 기분이 가라앉아 있어 나도 어떻게 하면 좋을지 모르게 되었습니다. 친구들도 내 얼굴을 보는 것이 부담스러운지 병문안도 오지 않게 되었습니다.

내가 가족과 친구를 대하는 자세 때문에 어머니조차 나의 얼굴을 보는 것을 싫어해서 병원에 오지 않게 되었습니다.

1월 하순, 한의사 선생님이 암에는 베타글루칸이 좋다며 꽃송이버섯을 소개해 주었습니다. "예로부터 한의학에서는 버섯이 간, 폐, 장의 치료에 좋다고 여겨지고 있기 때문에 꽃송이버섯도 반드시 좋을 것이라고 생각한다."라는 것이었습니다.

그때까지 암에 좋다고 하는 여러 가지를 먹어봤지만, 나에게는 맞지 않았습니다.

이번에는 신뢰하고 있는 한의사 선생님의 권유였기 때문에 한 번 먹어보자는 생각에 3월 8일에 퇴원한 후 곧바로 하나비라다케 MH-3제품을 섭취하기 시작했습니다.

섭취 후 3개월이 지나 정밀검사 한 결과 놀랄 만큼 종양 부분이 좋아졌습니다. 또한 피부에 이상한 부스럼이 생겼지만, 이것도 없어졌습니다.

병원에서는 이러한 일은 있을 수 없다는 표정으로 "민간요법이라도 하고 있습니까?"라고 물어볼 정도였습니다. 사실은 "하나비라다케 MH-3를 섭취하고 있습니다."라고 대답하고 싶었지만, 그 자리에서는 미소로 대답을 대신 하였습니다.

퇴원 후, 하나비라다케 MH-3를 섭취하는 것 이외에 다른 치료는 하고 있지 않았기 때문에 급속하게 증상이 호전된 것을 보고 의사는 믿을 수 없어 했습니다.

매일, 기분 좋게 생활할 수 있는 것은 하나비라다케 MH-3 덕분입니다.

직장암

직장암 수술 후, MH-3 제품을 섭취하자
무기력감이 사라지고 6년 후에도 재발 없어

체험자 : 후쿠다 코타로 (91세, 남성)

묽은 혈변이 계속되어 검사 받은 결과 중기 직장암 진단

토키치현 우츠노미야시에 사는 후쿠다 코타로씨(가명, 91세)는 6년 전에 직장암이 발견되었지만 수술과 하나비라다케 MH-3제품으로 극복하였습니다. 그러한 후쿠다씨의 상태에 대하여 딸인 무로토 사치요(가명, 63세)씨로부터 이야기를 들었습니다. 사치요씨는 후쿠다씨가 혼자 사는 집에서 도보로 5분 거리에 부부가 살고 있어 주에 3회는 부친의 상태를 보러 다닙니다.

아버지는 원래 건강하여 딱히 병을 앓은 적이 없었습니다. 80세를 지나도 회사 경영에 참여하며 영업 관리 일을 할 정도였습니다.

후쿠다씨는 85세에 직장암이라고 진단받았습니다.

묽은 혈변이 계속되어 "이상하다"고 생각하여 병원에 가자 중기 직장암이 발견되어, 바로 입원하여 수술을 받게 되었습니다.

건강한 부친이 돌연 생각지 못한 병에 걸렸기 때문에 정말 걱정되었습니다. 다행이 입원하고 2개월 후 실시된 수술에서는 암의 완전 절제에 성공. 임파절로 전이도 없었습니다. 인공항문을 붙이는 것과 수술 후에 남아있던 몸의 무기력감이 신경 쓰였지만 경과는 순조로웠습니다. 그러나 재발의 불안감은 남아있습니다. 직장암은 간으로 전이되기 쉽다는 것을 의사로부터 들었기 때문에 안심할 수 없었습니다.

그때 사치요씨의 지인이 하나바리다케 MH-3제품을 알려주었습니다. 꽃송이버섯에는 면역력을 강화하는 베타(1,3)글루칸이라는 성분이 함유되어 있어 그 정제식품으로 암을 극복한 사람이 많다는 설명을 들은 후쿠다씨는 "반드시 섭취해 봐야겠다."고 생각하였습니다.

의지가 강한 아버지였기 때문에 자신의 건강은 스스로 지키고 싶었는지도 모르겠습니다. 물론 가족도 암의 재발과 전이를 방지할 수 있다면 이보다 좋은 것은 없다고 생각하였습니다.

6년간 암의 재발과 전이도 없이 면역력이 강화되어 피곤함도 모르다

2001년 12월부터 하나비라다케 MH-3제품을 섭취하기 시작하였습니다. 그러자 1개월 후에는 몸의 무기력감이 사라지고 점점 건강하게 되었습니다. 정기적으로 병원에 다니고 있었지만 퇴원 후 한동안은 월 1회, 반년이 지나고부터는 3개월에 1회로 늘려 지금은 1년에 1회, 검사를 받으러 갈뿐입니다.

후쿠다씨도 사치요씨도 "언제 재발하는지 전이는 없는지" 전전긍긍하고 있는듯하지만 발병으로부터 6년이 지난 지금도 암의 재발과 전이는 전혀 없습니다. 사치요씨의 이야기로는 하나비라다케 MH-3제품의 은혜는 다른 것도 있다고 합니다.

역시 고령이기 때문에 겨울이 되면 감기에 쉽게 걸리는데 고작 2일정도만 갈뿐 악화되거나 지연되는 일은 없습니다. 내 눈으로 봐도 이전과 비교해서 면역력이 강화되었다고 생각합니다. 오히려 나는 보름 가까이 감기를 달고 삽니다.

후쿠다씨는 하나비라다케 MH-3제품을 섭취하고부터는 피곤함을 모르고 활동적인 생활을 보내고 있습니다. 사치요씨의 남편으로부터 두뇌 트레이닝을 위해 컴퓨터를 연습하거나 디지털카메라를 가지고 식물사진을 촬영하는 등 행동력도 호기심도 왕성합니다. 주에 2일은 데이서비스센터(고령자와 장애자가 데이서비스센터를 통해 일상생활 등의 개호를 받는다)에 가서 동료들과 이야기하는 것을 즐기고 있습니다.

지금도 아버지는 매일 하나비라다케 MH-3 제품을 섭취하고 있습니다. 암에 걸렸을 때는 놀랐지만 퇴원하고 나서는 매우 건강하여 반대로 마음이 든든해졌습니다. 하나비라다케 MH-3제품을 알려준 지인에게는 정말로 감사하고 있습니다.

방광암

방광암으로 전체 적출후, 하나비라다케 MH-3제품으로 식욕과 체중도 되돌아오고, 5년 후에는 재발도 없음

체험자 : 히다카 사치코(65세, 여성)

혈뇨가 계속되어 방광암인 것을 알게 되어 수술하였지만 재발하여 체중도 10kg 감소

도쿄도 오우메시에 사는 주부 히다카 사치코씨(가명, 65세)는 2002년 4월 무렵부터 혈뇨가 빈번하게 나오게 되었습니다.

부정출혈일거라고 생각하여 자궁암을 걱정하여 근처에 있는 산부인과 병원에서 검사를 받았지만 자궁 등에 이상은 없었던 것. 의사는 시간이 지나면 자연스럽게 좋아질 것이라고 하여 상태를 지켜보기로 하였습니다. 하지만 그 후에도 혈뇨는 멈추지 않아, 남편도 "좀 더 큰 병원에서 진찰 받는게 좋겠다"라고 권유하였습니다. 그래서 히다카씨는 종합병원 부인과에서 정밀검사를 받게 된 결과 방광암이라는 진단을 받았습니다.

소변을 보기 힘든 느낌도 있었지만 설마 암이라고는 생각하지 못했기 때문에 정말 놀랐습니다.

의사는 내시경수술로 제거가능한 정도의 크기라고 하였습니다. 그래서 히다카씨는 1개월 정도 입원하여 방광 부분 제거 수술을 받았습니다. 수술은 무사히 끝나고, 그 후 방사선과 항암제를 병

행한 치료를 실시하게 되었습니다. 하지만 그로부터 반년후인 2002년 11월에 받은 검사에서는 히다카씨에게 있어서 괴로운 결과가 기다리고 있었습니다. 제거한 장소에 다시 암이 재발한 것입니다. 바로 입원하여 방광의 전체 적출 수술을 받게 되었습니다.

수술은 잘되어 1개월 후에 퇴원, 그 후에는 2주에 한번의 통원으로 혈액과 소변 검사를 받게 되었습니다. 그 후 재발은 보이지 않았지만, 히다카씨는 불안하였습니다.

방광암은 재발되기 쉬운 질병이라고 들었고, 실제로 나 자신이 몸으로 체험하고 있기 때문에…… 게다가 첫 번째 수술 후 퇴원하고 난 후로는 계속 식욕이 없어 체중이 1년 전에 비해 10kg이나 줄었습니다. 기분도 쉽게 울적해져 집에 틀어박히게 되었습니다. 그렇게 불안을 느끼던 히다카씨에게 하나비라다케 MH-3제품을 권해준 것은 친구였습니다.

아는 사람이 폐암으로 항암제 부작용으로 괴로워했었다는 것. 그런데 하나비라다케 MH-3제품을 섭취하고부터는 약의 부작용이 가벼워져 몸이 무척 편안해졌다는 것입니다. 그 이야기를 듣고 섭취해 보고 싶었습니다.

아침에 눈뜨는 것이 상쾌하고 얼굴색도 좋아지게 되었으며, 식욕도 체중도 돌아왔다.

히다카씨는 꽃송이버섯에 대해 쓰여 있는 책을 읽고 항암작용이 있는 것을 알게 되었습니다. 그래서 그 친구에게 연락하여 하나비라다케 MH-3제품 구입처를 알아내어 서둘러 구입하였습니다.

그리하여 2003년 1월부터 하나비라다케 MH-3제품을 섭취하였습니다.

처음에는 솔직하게 그다지 기대하지 않았습니다. 하지만 MH-3제품을 1개월 정도 섭취하자 아침에 눈뜨는 것이 상쾌하다고 느끼게 되었습니다. 그 무렵에는 식욕도 돌아와 체중이 서서히 증가하였습니다. 검사하러 병원에 갈 때마다 의사와 간호사로부터 '얼굴색이 좋아졌네요.' 라는 말을 듣게 되었습니다.

그 후에도 히다카씨는 매일 하나비라다케 MH-3제품을 섭취하고 있습니다. 현재는 체중도 방광암에 걸리기 전 상태까지 돌아왔습니다. 병원에는 반년에 한번 검사를 받으러 가고 있지만 재발의 징후는 전혀 보이지 않고 있습니다.

몸 상태가 좋기 때문에 적극적으로 외출하게 되었습니다. 먼저는 친구와 한국여행도 갔었습니다. 이렇게 활동적인 매일을 보낼 수 있다는 것은 하나비라다케 MH-3제품을 섭취하기 전에는 생각도 못했습니다. 계속 걱정하면서 지켜보았던 남편도 매우 기뻐하고 있습니다.

방광암

출혈이 멈추지 않아 검사한 결과 방광암으로 판명. 방광을 전부 적출.
"상태가 많이 호전 되었습니다"라는 의사 선생님의 확실한 진단.   체험자 : 이이즈카 (64세, 여성)

1999년 11월 출혈이 멈추지 않아 자궁근종이라고 생각하고 부인과 검사를 받았으나, 특별한 이상은 없으니 그냥 두면 좋아질 것이라는 진단을 받았습니다.

그 후에도, 때에 따라 출혈이 많거나 적어지다가 새해 1월에 또다시 출혈이 심해졌습니다.

걱정이 되어, 다시 한번 부인과를 찾아 갔고 이번에는 이상한 기분이 들어 방광 검사를 하게 되었습니다.

소개를 받은 병원에 가서 검사를 받았는데 그 자리에서 방광암이라는 진단을 받았습니다. 암은 진행단계에 따라 1, 2, 3, ..5단계가 있는데, 나의 경우는 2단계에 가까운 3단계로 꽤 진행되어 있는 암이었습니다.

결국 수술하여 암을 절제하게 되었습니다. 2월에 절제수술을 했지만, 그 후 검사에서 절제한 부분에 아직 암이 남아있다는 것을 알게 되어 재입원하여 수술을 받게 되었습니다.

수술은 잘 되었지만, 의사는 "이러한 수술은 반복해도, 재발할

가능성이 있기 때문에 암을 뿌리째 제거하는 수술은 어떻겠습니까?"라고 하였습니다. 즉, 방광을 전부 적출하는 수술을 이야기하는 것이었기 때문에 의사의 이야기를 듣고, 괴로웠습니다.

그러나 이대로는 언제 재발할까 불안하고, 노후를 즐기지 못하고 암으로 죽는 것이 너무 억울하여 방광을 적출해도 생명에는 지장이 없다는 의사의 말을 믿고, 방광적출 수술을 결심했습니다.

수술은 9시간에 걸친 대수술이었지만 무사히 끝내고 8월에 퇴원했습니다. 그 후 2주에 한 번 통원하여 X레이를 찍고, 혈액과 소변검사 하는 치료를 계속 받았습니다.

하나비라다케 MH-3제품을 섭취하기 시작한 이유는 암이 언제 재발할지 불안했기 때문입니다. 의사는, 방광을 적출하면 괜찮다고는 했지만, 100% 재발하지 않는다고는 장담하지 못했습니다. 만약, 암 세포가 폐 등에 전이 되면 이라고 하는 불안이 언제나 있었으므로 암에 효과적인 것이라면 무엇이든지 먹어 보려고 하였습니다. 그러던 중 언니가 하나비라다케 MH-3제품에 대해 알려주었습니다.

언니는 아는 사람의 가족이 암에 걸렸지만, 하나비라다케 MH-3 제품을 섭취하고 치료했다고 하였습니다. 꽃송이버섯에는 베타글루칸이라고 하는 성분이 함유되어 있어 항암작용이 있다고 하는 것이었습니다.

처음에는 반신반의하였습니다. 게다가 가격도 신경이 쓰였지만, 이것으로 건강하게 될 수 있다면 돈의 문제가 아니라는 생각에 섭취해 보기로 결정했습니다.

하나비라다케 MH-3제품을 섭취하고 처음 1개월은 효과가 없었습니다. 그러던 것이 날이 거듭될수록 신체가 건강해지는 것을 실감하게 되었습니다.

섭취 2개월이 되자 점점 건강해지는 것을 자각할 수 있었습니다. 식욕이 생기고, 체중도 퇴원 무렵보다 10kg이나 증가했습니다. 간호사가 "안색도 좋아졌습니다."라고 말할 정도였습니다. 몸이 가벼워 외출하는 일이 즐거워져 여행도 갈 수 있게 되었습니다.

병원 검사에서도 혈액과 소변에 이상이 없어, 의사로부터 "상태가 매우 호전 되었습니다."라는 말을 들었습니다.

하나비라다케 MH-3제품을 믿고 섭취한 것이 정말 다행이라고 생각합니다. 언니에게 매우 감사합니다. 매일 이 제품을 섭취하는 것이 즐겁습니다.

복막암

하나비라다케 MH-3제품을 섭취하자 약의 부작용이 호전되고, 전이된 복막의 암이 축소.

체험자 : 마츠모토 요시코 (72세, 여성)

항암제 효과가 전혀 없었기 때문에 의사도 가망이 없어 포기

　니가타현 나가오카시에 사는 마츠모토 요시코씨(가명, 72세)는 가지와 오이를 재배하고 있는 농가의 주부입니다. 그러한 마츠모토씨가 암 선고를 받은 것은 2006년 9월의 일입니다. 하복부의 옆구리가 너무 아파 견딜 수 없어 병원에서 검사를 받은 결과 쌀알크기의 작은 암이 복막 전체에 번져있는 것을 알게 되었습니다.

　20년 전에 걸렸던 유방암이 복막으로 전이하여 암성 복막염이 일어난 것입니다. 바로 입원하여 항암제 치료를 실시하였습니다.

　유방암과 난소암에 걸려 수술로 극복한 경험이 있습니다. 이번은 항암제 치료를 실시하고 수술을 받기로 하였지만 걱정이었습니다. 그 이유는 의사로부터 '암이 씨를 뿌리듯이 넓게 퍼져있기 때문에 수술로 완전하게 제거하는 것은 무리입니다.'라는 말을 들었기 때문입니다. 일시적으로는 절망적인 기분이었습니다.

　입원한 마츠모토씨는 항암제 치료를 받게 되었지만 그 부작용은 상상을 초월하였습니다. 구토는 멈추지 않고 밀려오고 옆구리의 통증도 나아지지 않았습니다.

지나친 괴로움으로 호흡곤란을 겪기까지 했습니다.

그때 의사에게 들은 이야기는 정말 쇼크였습니다. '대부분의 환자는 항암제치료로 종양마커의 수치가 내려가는데 당신의 경우는 반대로 오르고 있습니다. 나의 치료로는 이 이상 방법을 쓸 수 없습니다'라며 가망이 없어 포기하겠다는 것이었습니다.

그래서 마츠모토씨는 다른 병원에서 다시 항암제치료를 받게 되었습니다. 재검사를 하자 유방암이 아닌 난소암으로부터 전이된 것이 아닌가하는 것이었습니다. 부작용이 심한 항암제도 이번에는 조금 약한 것을 사용하게 되었습니다. 덕분에 약의 부작용은 조금 덜하여졌습니다. 1회 항암제치료가 끝나고 10일정도 지나 옆구리의 통증과 두통이 좋아졌습니다.

3주 만에 항암제 부작용이 경감하고 밭일도 가능하게 되었다

그러한 때에 마츠모토씨의 친구가 문병을 오며 '건강잡지'를 가지고 왔습니다. 암에 관한 기사를 열독하는 중에 꽃송이버섯에 강한 흥미를 가지게 되었습니다.

원래 의사에게서 '암의 극복을 위해서는 버섯을 많이 먹는 것이 좋습니다.'라는 이야기를 들은 적이 있어 꽃송이버섯을 원료로 한 건강식품이라면 섭취해봐야겠다고 생각하였습니다.

마츠모토씨는 2007년 4월부터 하나비라다케 MH-3제품을 섭취하였습니다. 그 한편으로 항암제치료도 계속하여 5월에는 6회

째의 치료가 끝났습니다. 몸 상태에 변화가 나타난 것은 하나비라다케 MH-3제품을 섭취하기 시작하고 3주가 지날 무렵입니다.

항암제 치료 뒤에는 항상 옆구리의 통증과 두통이 일어났는데 거의 없어졌습니다. 무력감을 느끼는 일도 없고 조금씩이지만 밭일도 가능하게 되었습니다.

그로부터 2개월 후인 7월 기쁜 일이 있었습니다. 병원에서 검사를 받은 결과 암이 축소되고 종양마커의 수치도 대폭 내려간 것입니다. 의사로부터도 "완해기(증상이 개선되어있는 상태)에 들어갔기 때문에 수술 할 필요는 없습니다."라는 이야기를 들었습니다. 의사가 포기하기도 했었지만 이제는 정말로 안심이 되었습니다. 복통과 구토, 두통 등의 항암제 부작용이 나아진 것도 고맙습니다.

지금은 월 1회 검사를 받고 있을 뿐 가사와 밭일도 어렵지 않게 하고 있습니다. 하나비라다케 MH-3제품은 지금도 반드시 섭취하고 있습니다.

비강암

수술이 곤란한 비강암이 하나비라다케 MH-3제품으로 1년 후에 축소하여 의사도 놀라다.

체험자 : 미노다 마사시 (76세, 남성)

갑작스런 코피로 병원에 간 결과 비강암으로 진단

작년 5월 세수를 하려는 순간 코피가 갑자기 뿜어져 나왔습니다. 하얀 세면대에 빨간 피가 가득 퍼져 정말 놀랐습니다.

이 이야기는 가나가와현 후지사와시에 살고 있는 미노다 마사시씨(가명, 76세)의 이야기입니다. 근무하고 있던 회사를 60세에 정년퇴직하여 지금은 근처의 컬쳐스쿨에서 회화를 가르치고 있습니다. 현에서 주최하는 콩쿠르에서도 적극적으로 작품을 응모하여 몇 번이나 입선을 하였습니다.

수십 년간 코피가 나온 적은 한번도 없었습니다. 당황하여 근처의 이비인후과에 간결과 암이 의심된다고 하여 종합병원을 소개받았습니다. 검사결과 상인두上咽頭에 암이 있다고 진단받았습니다. 상인두란 콧속에서 목으로 이어지는 부분이라고 합니다.

코피 이외는 통증이나 아무런 증상이 느껴지지 않았었기 때문에 미노다씨는 매우 놀랐습니다. 게다가 의사로부터 "수술하기 어려운 부분이기 때문에 통원으로 상태를 봅시다."라는 말을 들어 더욱더 걱정되었습니다.

상태를 보는 것은 나쁘게 말하면 그냥 두자는 이야기였습니다. 암이 진행되면 어떻게 하지라고 불안을 느꼈습니다. 다른 병원을 찾을까하고 생각도 하였지만 조사할 방법도 없어서 곤란하였습니다.

그러한 때 신문을 읽던 미노다씨는 꽃송이버섯 기사에 눈이 갔습니다. 꽃송이버섯 제품을 먹은 결과 암을 극복한 사람이 많았다는 것입니다.

버섯 중에서도 아가리쿠스는 이전부터 관심을 가지고 있었습니다. 그렇지만 꽃송이버섯이 아가리쿠스보다도 좋을 것 같다고 직감적으로 느꼈습니다. 그래서 하나비라다케 MH-3제품을 구입해 2006년 8월부터 섭취하기 시작하였습니다.

약으로도 나아지지 않았던 부스럼이 해소되고
암의 진행도 멈추다

원래 통증을 느끼지 않았었기 때문에 미노다씨는 하나비라다케 MH-3제품의 효과를 바로 실감하지는 못했습니다. 하지만 몸 상태에는 확실한 변화가 나타났습니다.

실은 5년 정도 전부터 심함 부스럼으로 고민하고 있었습니다. 통증도 심하고 눈 주변에도 발진이 있었기 때문에 사람 눈이 신경 쓰여 외출도 녹록치 않았습니다. 병원약도 먹어봤지만 전혀 나아지지 않았습니다. 하지만 하나비라다케 MH-3 제품을 섭취하고 3개월 후에는 부스럼이 잦아들었습니다.

조금씩이었지만 확실하게 발진이 나아진 것을 실감할 수 있었습니다. 거의 통증이 느껴지지 않았기 때문에 병원 약을 먹는 것도 잊어버릴 정도였습니다.

게다가 상인두 암도 순조롭게 좋아져갔습니다. 3개월에 1회는 병원에서 검진을 받고 있었는데 암의 진행은 전혀 없었습니다. 최근에는 암이 점점 작아져 갔습니다. 의사가 매우 놀라워했습니다.

내년 2월까지는 계속하여 통원하도록 하였지만 그 시점에서 암이 크지 않았다면 진행하는 것이 아니라 수술할 필요도 없다는 것이었습니다. 암을 완전하게 퇴치하고 면역력을 높이기 위해서도 하나비라다케 MH-3제품을 계속 섭취할 생각입니다.

유방암

유방암이 폐로 전이되었지만 하나비라다케 MH-3제품으로 축소, 유방암도 수술로 적출 가능

체험자 : 무라오카 마사코 (55세, 여성)

가슴의 격통과 출혈로 병원에 가니 말기 유방암으로 진단

왼쪽 가슴이 조금 들어간 것처럼 보이고, 그 사이에 통증도 느끼게 되었습니다. 그러던 어느 날 냉장고에서 물건을 꺼내려고 허리를 숙이자 가슴에 심한 통증이 느껴져 가슴을 보자 왼쪽 유두앞쪽에서 피 같은 것이 나오는 것이었습니다.

군마현 마에바시시에 살고 있는 주부 무라오카마사코씨(가명, 55세)가 가슴에 이상을 느낀 것은 5년 전의 일이었습니다.

구급차로 가까운 병원으로 옮겨진 무라오카씨는 바로 여러 가지 검사를 받았습니다. 그 결과, 말기 유방암으로 이미 폐에도 전이되어 있다는 것을 알게 되었습니다.

즉시 입원하여 암 진행을 멈추게 하기 위해 방사선치료와 항암제 치료를 받게 되었습니다.

방사선치료에 의해 무라오카씨는 기분이 안 좋아지거나 식욕이 없어지는 등의 부작용이 생겼습니다. 또한 항암제치료에서도 괴로운 부작용이 염려되었습니다. 불안을 느끼고 있던 무라오카씨에게 하나비라다케 MH-3제품을 권한 것은 친구였습니다.

하나비라다케 MH-3제품을 처음 섭취하기 시작한 것은 방사선치료가 끝나고, 항암제 치료를 실시할 무렵이었다고 생각합니다. 친구가 신문을 찢어서 병원에 가져와서 '이런 건강식품이 있어'라고 가르쳐 준 것입니다.

꽃송이버섯에는 면역력을 강화하는 베타글루칸이라고 하는 다당류를 포함한 여러 가지 유효성분이 풍부하게 함유되어 있습니다. 친구의 말로는 하나비라다케 MH-3 제품을 섭취하고, 암 치료에 의한 부작용이 완화되거나, 암이 축소된 사람이 많다고 합니다.

MH-3제품의 섭취에 적극적이었던 것은 나보다 어머니였습니다. 꽃송이버섯이 암에 효과가 있다는 것을 알고 바로 구입하여 오신 것입니다. 그러한 어머니의 권유도 있어 2002년 7월부터 섭취하기 시작하였습니다.

6개월 정도 전에 링거주사에 의한 항암제치료가 시작. 바로 항암제에 의해 백혈구가 많이 줄었기 때문에 백혈구를 증가시키는 약도 모두 투여 받았습니다.

항암제의 부작용이 경감하여
정원에서 야채 기르기가 가능할 정도로 체력도 회복

항암제 치료를 시작했을 때는 부작용으로 머리카락이 빠지거나 기분이 나빠지기도 하였지만 하나비라다케 MH-3제품을 섭취하고부터는 약의 부작용도 가벼워지고, 기분도 좋아지게 되었습니다. 그렇기 때문에 항암제 치료도 힘내서 계속할 수 있었습니다. 무라오카씨는 1개월 정도 입원하여 방사선치료와 항암제치료를 실시, 그 후에는 통원하여 치료를 받았습니다. 진찰 결과 몸 상태도 서서히 좋아졌기 때문에 항암제 치료도 링거주사가 아닌 먹는 약으로 바꿨습니다. 그 사이 MH-3 제품도 매일 빠뜨리지 않고 섭취하였습니다.

그 결과 몸 상태는 날이 갈수록 회복되었으며 폐로 전이된 암도 점차 축소되어 초음파검사결과 아주 미세한정도로 밖에 보이지 않을 정도로 작아졌습니다.

하나비라다케 MH-3 제품을 섭취한 지 4년이 지났습니다. 지금은 가사 등의 일상생활은 쉽게 할 수 있으며 집 정원에 있는 화단에서 채소재배가 가능할 정도로 체력도 회복되었습니다. 의사로부터는 폐암이 모두 소실되면 유방암 적출 수술을 하자는 이야기를 들었습니다. 무라오카씨에게 있어 하나비라다케 MH-3 제품은 암과의 싸움에 큰 지지가 되어주고 있습니다.

유방암

하나비라다케 MH-3제품으로 항암제의 부작용이 없어지고 유방암은 1년 만에 수치가 정상.

체험자 : 후지이 요시코 (77세, 여성)

항암제의 부작용으로 가슴이 메슥거리고 구토로 고민, 발톱도 빠졌다

요코하마현 히메지시에 사는 주부 후지이 요시코씨(가명, 77세)는 2001년 7월의 어느 밤, 마루에 나올 때 왼쪽 겨드랑이 아래에 손을 대자 무언가 둥글둥글한 것이 만져지는 것을 느꼈습니다. 바로 국립병원에서 검사한 결과 왼쪽 유방에 악성종양(암)이 생긴 것을 알게 되어 바로 입원하여 다음날 수술을 받게 되었습니다.

유방 온재술이라는 수술법이 실시되었습니다. 수술 후에 딸에게 들은 결과 새깃털 하나정도 크기의 살 조각과 임파절 10개를 제거했다는 것이었습니다. 그 임파절중 1개가 암화된 것 같습니다. 결국 3주정도 입원하여 9월에 퇴원하고 나서는 정기검사를 받으면서 집에서 항암제와 호르몬억제제를 먹게 되었습니다.

후지이씨의 암은 비교적 초기의 단계였습니다. 그렇기 때문에 의사에게 처방받은 항암제도 효능이 약한 것이라고 합니다. 그런데 항암제를 먹기 시작한 후지이씨는 가슴의 메슥거림과 구토,

현기증 등 항암제 부작용으로 고생하였습니다.

제일 괴로웠던 것은 발톱 대부분이 빠져 다시 자라지 않는 것이었습니다. 의사에게 상담해도 그것은 어쩔 수 없었습니다. 가제 등을 발 앞에 대도 피로 흠뻑 젖거나 처음에는 구두도 신을 수 없고 걷는 것도 어려웠습니다.

원래는 활동적이었던 후지이씨였지만 이러한 상태가 계속되었기 때문에 아무것도 하고 싶지 않아 하루 종일 집에 틀어박혀 있게 되었습니다.

그러한 후지이씨에게 하나비라다케 MH-3제품을 권해준 것은 입원 중에 같은 병실에 있던 간암 환자였습니다. 암에 효과가 있다는 버섯 건강식품이라고 한다면 아가리쿠스가 유명합니다. 그렇지만 그 사람의 이야기로는 꽃송이버섯은 아가리쿠스보다도 효과가 좋다고 합니다. 게다가 하나비라다케 MH-3제품을 먹고 항암제의 부작용이 완화되었다고 합니다.

가슴의 메슥거림이 없어지고 항암제도 불필요하게 되다

후지이씨는 가족과 상담하여 꽃송이버섯에 대해 쓰인 책과 자료를 모았습니다. 그리고 꽃송이버섯의 암에 대한 효과를 납득한 후 2001년 10월부터 하나비라다케 MH-3제품을 섭취하였습니다.

그러자 섭취 후 1주일도 지나지 않아 기분이 매우 좋아지는 것을 느꼈습니다. 지금까지 그렇게도 괴로웠던 가슴의 메슥거림과 구토도 조금씩 생기지 않게 된 것입니다.

효과를 느낀 후지이씨는 항암제와 병용하여 하나비라다케 MH-3제품을 매일 빠지지 않고 계속 섭취하였습니다.

그 사이 혈액검사에서도 암의 재발과 전이는 전혀 보이지 않았습니다. 그렇기 때문에 수술 1년 후에는 의사의 지시로 항암제를 먹지 않아도 될 정도로 좋아졌습니다. 게다가 유방암의 종양마커 수치도 개선된 것을 알게 되었습니다.

의사 말에 의하면 종양마커의 수치가 높아지면 유방암의 재발의 우려가 있다는 것. 그렇지만 종양마커를 검사한 결과 정상치로 된 것입니다.

그렇기 때문에 호르몬억제제도 먹지 않아도 되고, 정기검사도 4개월에 1번 정도로 된 것. 빠졌던 발톱은 엄지발톱이 자라게 되었고 다른 발톱 부분도 피부가 딱딱하게 되어 걸을 수 있게 되었습니다.

유방암

유방암이 폐로 전이하였지만 하나비라다케 MH-3제품으로 축소, 3년 후에도 악화되지 않음.

체험자 : 아베 토시코 (58세, 여성)

알지 못하는 사이에 유방암이 폐로 전이되어 말기로 수술도 불가능

사이타마현 후카야시에 사는 주부 아베 토시코씨(가명, 58세)는 2003년 봄에 몸 상태가 자신도 모르는 사이 급격하게 안 좋아져서 병원에 간결과 유방암이 발견되었습니다.

쉽게 피곤해지며 기침과 담이 나와 보통 그러지 않을까하고 생각하였습니다. 여러 가지 검사를 받고 유방암 그것도 수술이 불가능한 말기 진행 암이라는 진단을 받았습니다. 게다가 폐에도 전이되었다고 합니다. 체력이 약해져 수술은 불가능하였습니다.

유방암 검진은 그 직전 5년 정도는 받지 않은 것 같았습니다. 때때로 스스로 촉진은 하였지만 특별히 응어리 같은 것은 느껴지지 않았습니다. 또한 혈연 중에는 암이었던 사람이 없었기 때문에 암에 대하여 의식도 특별하게 가지고 있지 않았습니다.

치료는 통원에 의한 항암제(경구)와 호르몬요법을 병용하였습니다.

치료가 시작되기까지 잠깐 공백기간이 있어 바로 하나비라다케

MH-3제품을 섭취하기 시작하였습니다. 차로 조금 가는 곳에 있는 판매점에서 판매하고 있는 것을 이전부터 알고 있었는데 소장으로부터 '암에 좋다'는 말을 들었습니다.

항암제치료도 시작하였지만 하나비라다케 MH-3제품 덕분인지 몸 상태는 유지할 수 있었습니다.

**설사가 멈추고 미각이 정상으로 돌아오고
암세포가 소멸되는 기쁨을 실감**

그렇지만 잠시 하나비라다케 MH-3제품을 섭취하지 않고 항암제만을 먹었을 때 귀의 임파선에 부종이 생기거나 설사로 고민하게 되었습니다.

특히 설사가 지독하였습니다. 그러던 것이 하나비라다케 MH-3제품을 다시 섭취하자 2~3일 만에 딱하고 나아서 놀랐습니다.

그리고 항암제만 먹을 때는 미각이 이상해져서 식사를 만드는데 곤란하였는데 그것도 MH-3제품을 다시 섭취하기 시작하면서 보통으로 돌아왔습니다. 하나비라다케 MH-3제품은 계속 섭취할 것입니다.

그 후 항암제치료와 호르몬치료는 간격을 두고 3년간 계속하였습니다.

항암제는 체력, 몸 상태를 떨어뜨리지 않을 만큼 강하지 않은 타입의 것이었습니다. 그렇지만 암이 진행되지 않고 소강상태를 유지한 것은 하나비라다케 MH-3제품 덕분이었다고 아베씨는 이야기합니다.

 작년 12월 검사에서 종양마커는 기준치에 가깝게 되었지만 유방암은 재발되기 쉬운 병이라고 들었기 때문에 치료는 계속하였습니다. 1개월에 한번은 통원검사를 하였습니다. 3년간 치료 중 몇 번인가 암세포 하나가 죽었다고 의사로부터 들어 그때마다 기뻤습니다. 그것이 사는 보람이 되었는지도 모릅니다.

 담당의 처방 덕분이었던 면도 있었겠지만 아베씨는 하나비라다케 MH-3제품을 계속 섭취한 덕분이라고 실감합니다.

 아베씨는 현재는 일상생활을 평상시처럼 하고 있습니다. 차를 운전하여 먼 거리 드라이브도 즐기고 있습니다. 매일 가까이 사는 친척의 시중도 들고 있습니다.

 친척의 시중을 드는 것은 생활을 힘내게 해줍니다. 하나비라다케 MH-3제품은 암을 퇴치해줄 뿐만 아니라 보통 생활에서도 기력과 체력을 높여준다고 생각합니다.

유방암

수술은 거절 하나비라다케 MH-3제품으로 유방암이 2개
월 후에는 반감, 반년 만에 사라져

체험자 : 스도우 유키 (66세, 여성)

**빈번한 어깨 결림과 왼쪽 유방의 위화감으로
유방암인 것을 알게 되었다.**

도쿄도 메구로시에 살고 있는 스도우 유키씨(가명, 66세)는 6년 전에 유방암이 발병하였습니다. 특별히 스트레스가 쌓인 것도 아닌데 갑자기 어깨 결림이 빈번하게 일어나서 이상하다고 생각하였습니다. 이윽고 가슴을 내밀 때 왼쪽 유방이 죄어드는 듯한 위화감을 느끼게 되었습니다. 어쩌면 유방암일지도 모른다는 생각에 유방을 스스로 촉진해보았습니다. 그러자 왼쪽 가슴 옆의 아래부근에 작은 혹이 만져졌습니다. 바로 병원에 가서 검사를 받은 결과 직경 3cm의 암이 발견되었습니다.

유방암을 의심하고 있었던 것만으로도 불안했던 스도우씨. 그런데 의사로부터 "유방을 전부 적출하는 것이 좋겠다."고 권유받았을 때는 공포를 느꼈습니다. 그것은 수술에 대한 불신감을 가지고 있기 때문입니다.

사실은 15년 전에 남편이 세상을 떠났습니다. 남편은 식도암으로 수술을 받고 담당의로부터 '수술은 대성공입니다.' 라는 이야

기를 들었는데 수술 후 바로 용태가 악화되어 2주후에 세상을 떠난 것입니다. 수술을 하지 않았다면 좀 더 살지 않았을까 하는 기분이 드는 것은 어쩔 수 없었습니다.

그렇기 때문에 스도우씨는 수술을 받지 않고 유방암을 극복할 방법은 없을까하고 인터넷과 잡지 등을 조사하였습니다. 그러한 스도우씨를 걱정하던 친구가 하나비라다케 MH-3제품을 알려주었습니다.

그 친구의 남편은 위암으로 수술을 받았습니다. 수술 후에는 항암제의 부작용으로 괴로워하고 있었는데 하나비라다케 MH-3 제품 섭취 후 구토와 무기력 등의 괴로운 증상이 없어지게 되었다는 것입니다. 꽃송이버섯에는 암을 억제하는 유효성분이 풍부하다고 하니 유방암에도 효과가 있지 않을까 생각하였습니다.

하나비라다케 MH-3제품과 현미 중심의 식사로
2개월 후에 암이 축소

2002년 4월부터 하나비라다케 MH-3제품을 구입하여 섭취하기 시작하였습니다. 그와 동시에 백미와 육식 위주의 식생활을 현미와 채소 중심으로 바꿨습니다.

인터넷에서 조사한 결과 현미와 채소 중심의 식사가 암의 재발을 막는다고 하는 사람이 많았습니다. 그렇기 때문에 하나비라다케 MH-3 제품에 의존하더라도 가능한 것은 스스로 하려고 생각하였습니다. 하나비라다케 MH-3제품을 섭취하면서 현미와 채소중심의 식사도 계속한 결과 2주후에는 왼쪽가슴을 올려도 위화감이 없어진 것 같아 놀랐지만 2개월 후의 재검사에서는 더욱 놀라운 결과가 기다리고 있었습니다.

왼쪽 가슴의 암이 절반 크기로 되고, 종양마커 수치도 기준치에 가깝게 된 것입니다. 수술을 받지 않아 다행이라고 정말로 안심하였습니다.

그 결과에 자신을 얻은 스도우씨는 그 뒤로도 하나비라다케 MH-3 제품을 계속 섭취하였습니다. "비만이 유방암을 일으키기 쉽다"는 이야기를 듣고부터는 1일 30분간 빨리 걷기를 매일 밤 하며 체중과 체지방률도 성실하게 체크하게 되었습니다. 그 결과 반년후의 검사에서는 암은 완전하게 소실된 것을 알게 되었습니다. 종양마커 수치도 기준치 영역내로 되었습니다.

유방암은 재발의 걱정이 매우 높은 병이지만 5년 이상이 지나서도 재발은 없었습니다. 앞으로도 하나비라다케 MH-3 제품을 섭취하면서 재발방지를 위해 노력할 것입니다.

유방암

항암제의 부작용이 사라지고, 유방암은 축소되어 가사도 지장 없음.

체험자 : 야나기사와 후미코 (60세, 여성)

항암제 치료로 백혈구 수치가 내려가 탈모, 폐렴이 발병

치바현 우라야스시에 사는 야나기사와 후미코씨(가명, 60세)는 정년을 맞은 남편과 둘이서 살고 있었습니다. 지금까지 큰 병은 걸린 적이 없다는 야나기사와씨이지만 2007년 4월에 유방암이 발병된 것을 알게 되었습니다. 목욕탕에서 몸을 씻고 있을 때 왼쪽 유방 상부에 딱딱한 응어리를 발견하였습니다. 바로 병원에서 검사를 받은 결과 3.8cm의 종양이 발견되었습니다.

의사에게 상담하여 유방은 절제하지 않고 항암제에 의한 온재요법을 하기로 하였습니다. 역시 몸에 칼을 대는 것은 무섭기 때문에…… 항암제 치료도 괴롭다고는 들었지만 원래 체력은 있기 때문에 견딜 자신은 있었습니다.

그래서 항암제에 의한 치료를 본격적으로 시작. 1회 치료에 걸리는 기간은 약 3주간 총 8회의 치료가 예정되었습니다. 처음에는 항암제의 효과가 즉각적으로 나타나 약 4cm 정도였던 종양은 6회째 치료가 끝났을 때는 1cm까지 축소된 것이었습니다. 다소 무기력감은 느껴졌지만 치료는 순조롭게 진행되고 있다고 생각하였습니다.

그런데 6회째 치료가 끝나고 백혈구 수치가 저하된 것을 알게 되었습니다. 이 수치가 저하되면 항암제치료를 받을 수 없게 되며 게다가 머리카락이 갑자기 빠지거나 폐렴에 걸리는 등 여러 가지 부작용도 갑자기 일어나게 되었습니다. 의사는 "남은 2회 치료는 미루는 편이 좋겠다."고 하였습니다.

언제 치료가 끝날까라고 조바심 나는 생활이었다는 야나기사와씨. 그러한 때에 서점에서 발견한 '건강잡지'의 하바니라다케 MH-3 제품의 기사에 흥미를 가지고 구입하게 되었습니다.

백혈구 수치가 회복되고 항암제 치료의 부작용도 거의 없음

야나기사와씨는 2007년 9월부터 MH-3제품을 매일 섭취하였습니다. 그러자 그 효과는 바로 나타났습니다. 수시로 느껴지던 무기력감이 없어지고 쉬 피곤해지지 않게 되었습니다.

그러한 야나기사와씨에게 놀라운 기쁨이 온 것은 하나비라다케 MH-3 제품을 섭취하고 나서 2주후 정도 무렵. 병원에서 혈액검사를 한 결과 백혈구 수치가 회복된 것을 알게 되었습니다. 의사도 "이정도면 항암제 치료를 재개할 수 있다."고 하였습니다.

그래서 항암제 치료를 재개하였으며 MH-3제품도 계속 섭취한 결과 지금까지 치료 중에 느꼈던 무기력함이 일어나지 않고 폐렴에 걸리는 일도 없었습니다.

그 후에도 항암제 치료는 순조롭게 진행되어 2007년 11월에는 전체 8회의 항암제치료가 무사히 종료. 빠졌던 머리카락도 다시 자라났습니다. 현재는 자택에서 요양하면서 3개월 후 검진에 대비하고 있습니다. 요양이라고는 해도 청소와 세탁, 요리 등은 암에 걸린 것을 알기전과 마찬가지로 하고 있으며 친구들과 외출할 기회도 많다고 하는 야나기사와씨. 친구로부터는 "암이라니 믿을 수 없어"라고 놀랍다는 이야기를 듣습니다. 확실히 이렇게 건강하게 되어 좋다고 생각합니다. 가사일을 평상시처럼 할 수 있기 때문에 결과적으로 몸을 움직이게 되어 좋은 운동이 된다고 생각합니다.

게다가 미역귀와 큰실말 등의 해조류를 먹거나 채소를 많이 섭취하는 등 식생활에도 신경을 쓰고 있다는 야나기사와씨. 암이 완전하게 나을 수 있도록 이후에도 MH-3 제품을 계속 섭취할 생각입니다.

유방암

유방암 수술 후 약의 부작용으로 괴로웠지만, 수치도 정상으로

체험자 : 마츠시타 유키코 (53세, 여성)

오른쪽 어깨 결림으로 고민,
병원에서 진찰을 받은 결과 유방암으로 판명

오른쪽 유방 주위가 땡기듯하여 어깨가 무거워졌습니다. 게다가 서서 일하거나 쇼핑을 하면 갑자기 피곤함을 느끼게 되었습니다. 단순한 어깨 결림은 아닐지도 모른다고 생각하여 병원에 가게 되었습니다.

오카야마현 니이미시에 사는 마츠시타 유키코씨(가명, 53세)는 남편과 둘이 살고 있는 주부입니다. 마츠시타씨는 20대에 바로 결혼과 출산을 하였기 때문에 두 사람의 딸은 독립하여 살고 있습니다. 그러한 마츠시타씨는 50세를 넘어서면서부터 집요한 어깨 결림으로 고생하였습니다.

서둘러 집 근처에 있는 병원에서 진찰받은 결과 유선증(유선에 종기가 생기는 병)이라고 하는 진단을 받아 치료를 시작하였습니다. 그렇지만 4개월 정도 지나도 어깨 결림은 좋아지지 않고 이번에는 유방이 자주색으로 변색하는 것이었습니다. "혹시 유방암은 아닐까?"라고 생각하게 된 마츠시타씨는 암 전문 병원에서 검

사를 받았습니다.

 병원에서 정밀검사를 받은 결과 역시 유방암이라는 것을 알게 되었습니다. 암이라는 진단은 쇼크였지만 예상은 하고 있었기 때문에 냉정하게 받아들일 수 있었습니다. 종양은 4㎝ 정도 크기로 의사로부터 바로 수술을 권유받았습니다. 그래서 오른쪽 유방의 적출수술을 실시하였습니다. 2005년 6월의 일입니다.

 수술은 무사 성공하여 퇴원 후에는 통원하며 항암제치료를 받게 되었다는 마츠시타씨. 어느 정도의 부작용은 각오하고 있었지만 나른함과 현기증이 생각했던 것 이상으로 지독하여 완전히 몸이 맥을 못 추게 되어버렸다고 합니다.

 그러한 마츠시타씨의 고민을 알고 있던 새언니가 하나비라다케 MH-3제품을 알려주었습니다. "유방암에 걸린 지인이 하나비라다케 MH-3제품을 섭취하고 약의 부작용이 경감하여 매우 좋아진 모양이야"라는 새언니의 이야기를 듣고 반드시 섭취하고 싶었습니다.

 버섯에는 면역력을 높여 암 증식을 억제하는 기능이 있다고 들은 적이 있기 때문에 평상시에 표고버섯과 잎새버섯이라는 버섯을 먹으려고 마음먹고 있었습니다. 그러한 버섯이 원료인 건강식품이기 때문에 신뢰할 수 있다고 생각하였습니다.

3개월 후 갑자기 식욕이 생겨났으며, 나른함과 현기증도 해소

 마츠시타씨는 하나비라다케 MH-3제품을 서둘러 구입하여

2005년 12월부터 아침, 점심, 저녁 식후에 매일 거르지 않고 섭취하였습니다. 그런데 나른함과 현기증이 좀처럼 나아지지 않아 "나에게는 맞지 않을지도 몰라"라고 생각하였습니다.

마츠시타씨의 몸에 변화가 나타나게 된 것은 MH-3 제품을 섭취하고 3개월이 지날 무렵입니다. 문득 정신을 차리자 갑자기 밥이 맛있게 느껴지게 되었습니다. 그때까지는 항암제의 부작용이 심하였기 때문에 무엇을 먹어도 위가 거북한 느낌이 들어 식욕이 거의 생기지 않았습니다. 그렇지만 식욕이 돌아왔기 때문에 남편과 외식도 즐길 수 있게 되었습니다.

게다가 집안일을 해도 나른함을 느끼지 않게 되고, 현기증도 전혀 일어나지 않게 되었다는 마츠시타씨. 항암제의 부작용이 가벼워진 것을 계기로 지금까지 이상으로 "힘을 내서 치료를 받고 암을 극복하자"는 기분이었습니다. 종양마커의 수치도 정상까지 회복하게 되었습니다.

그 때 하나비라다케 MH-3 제품을 만나지 못했다면 지금과 같이 건강하지 못했을지도 모릅니다. 계속 섭취하여 유방암의 재발을 방지하고 싶습니다.

유방암

수술 경과가 좋아지고, 식욕도 되돌아와 몸의 피곤함도
없어졌다.   체험자 : 나카사토 (52세, 여성)

몸에 이상을 느낀 것은 수술 일년 전 이었습니다. 유방 주위가 당기고, 빈번하게 어깨가 뭉쳤습니다. 단순하게 어깨결림이라고는 생각하지 않았지만, 역시 검진결과도 유선증이라고 하는 병이었습니다. 유선증이란, 젖을 분비하는 곳에 염증이 일어나는 병으로 유방암과 증상이 비슷하다고 합니다. 그 후에도 증상이 개선되지 않아 암이 의심스러워 종합병원에서 유방 X선 촬영과 세포검사 등 자세하게 진찰받았습니다. 역시 유선증이라는 진단이었습니다.

그렇지만 그 후에 만약의 경우를 위해 도립 암센터에서 검진받은 결과 유선증이 아닌 유방암으로 판명되었습니다. 그때는 이미 유방이 보라색으로 변해 있었고 내부에 화농이 생긴 상태였습니다.

유방암이라고 선고되었을 때는 쇼크였지만 암일지도 모른다는 예감이 있었기 때문인지도 모르지만 의외로 침착하게 행동하였습니다. 검사 결과 종양이 6~7㎝로 큰 것을 알게 되어 외과적인 치료를 받아야 했습니다.

그리고, 수술 후 적극적으로 암과 맞서야 한다고 생각했고 특히 암에 지고 싶지는 않아 어떻게든 이겨내고 싶다는 열망이 강했습니다.

의사는 수술 후, "향후는 신에게 달려있습니다."라고 말하였습니다. 그 정도로 암은 진행되어 있었고 단지 나에게는 체력이 있었기에 이렇게 강한 체력으로 암과 싸워 이겨 낼 수 있을 거라는 확신을 가지고 있었습니다.

괴로웠던 것은 퇴원 후였습니다. 항암제 치료가 2년간 계속되어 부작용으로 현기증과 권태감에 괴로운 나날들을 보내야 했습니다. 정원 가꾸기 등을 하면서 기분을 전환 시키려고도 노력하는 등 어쨌든 이 괴로움을 이기지못하면 암에 이길 수 없다는 생각에 이를 악물고 분발했습니다.

건강해지고 싶은 일념으로 암에 좋다고 하는 것은 전부 해봤습니다. 항암작용이 있다고 하는 베타카로틴과 비타민C의 보조 요법도 빠지지 않고 했습니다.

그때 언니가 권해준 것이 하나비라다케 MH-3 였습니다. "암세포를 억제하는 작용이 있다고 하니, 한번 섭취해 봐"라고 하며 나에게 힘을 주었습니다.

아가리쿠스와 영지버섯 등의 버섯에 항암작용이 있는 것을 알고 있었기 때문에 같은 버섯이면 좋을지도 모른다는 생각으로 섭취하기 시작했습니다. 하나비라다케 MH-3를 섭취하기 시작한 후 3개월이 지나 실감한 것은 식사가 맛있어졌다는 것과 몸이 덜 피곤하다는 것이었습니다.

이러한 신체의 변화는 지금까지 없었던 것이므로, 분명하게 하나비라다케 MH-3의 효과라고 생각합니다. 이전에는 식욕이 없거나, 위가 거북한 일이 자주 있었습니다 지치지 않게 된 것도 효과중 하나입니다. 집안일을 하거나 쇼핑 등으로 몸을 움직인 후에는 피로가 오곤 했지만, 그것이 완전히 없어졌습니다.

 그 후, 병원에서 몇 번이나 검사를 했지만, 종양마커는 분명하게 개선되어 하나비라다케 MH-3의 효과가 천천히 나타나고 있는 느낌이 들었습니다. 보통 건강식품의 경우, 빠른 결과를 기대할 수 없지만, 이 제품은 섭취 후 바로 효과를 실감할 수 있었습니다.

 이후에도 계속 섭취하면, 그 효과를 한층 기대할 수 있을 것 같은 희망이 생겼습니다.

위암

위암이 2개월 만에 축소, 3개월 만에 사라지고 약의 부작용도 없음.

체험자 : 모리노 신노스케 (60세, 남성)

15년 전 위궤양으로 위 절제수술을 받았던 괴로움으로 수술을 회피

그 무렵 콜레스테롤 수치가 안 좋아 콜레스테롤을 낮추는 약을 먹고 있었습니다. 먹기 시작하고 2개월 후에 약의 효과를 확인하기 위해 혈액검사를 한 결과 종양마커가 기준치를 넘어선 것을 알게 되었습니다.

도쿄도 코마레시에 사는 자영업하는 모리노 신노스케씨(가명, 60세)는 1년 반 정도 전에 근처 종합병원에서 위암 진단을 받았습니다. 그리고 위 적출수술(3분의 2정도)을 권유받았습니다. 모리노씨는 위암은 어쩔 수 없다 해도 위 적출에는 큰 저항을 느꼈습니다. 15년 정도 전에 위궤양으로 인해 위를 20~30%제거하였기 때문입니다.

전에 위를 부분 제거했을 때도 수술 후에는 위의 위화감과 불편함으로 힘들었습니다. 위를 자극하는 것과 염분의 제한 등으로 먹는 것에 고생하고 식사를 맛있게 할 수 없는 상태가 계속되었습니다. 위의 대부분을 제거하게 되면 도대체 어떻게 될까 생각하자 그렇게 간단하게 적출수술은 할 수 없었습니다.

 또한 모리노씨는 자영업으로 위 적출후의 생활유지에도 큰 불안을 느꼈습니다. 특히 수술 후 체력 저하와 후유증으로 일할 수 없게 된다거나 하는 불안이 머리를 스쳤습니다. 그래서 수술하지 않고 어떻게 위암을 치료할까 궁리하였습니다.

 암과 건강식품에 대해서 잘 아는 사람이 있어 하나비라다케 MH-3를 알게 되었습니다. 꽃송이버섯의 베타(1,3)글루칸이라는 성분이 암에 유효하다고 하였습니다. 하지만 그것만으로는 미덥지 않았기 때문에 무리하게 부탁하여 그에게 의사를 소개받았습니다. 그 의사는 치료의 일환으로 베타(1,3)글루칸이 풍부한 하나비라다케 MH-3제품을 실제로 활용하고 있다고 했습니다.

 의사는 모리노씨의 증상을 들은 후 하나비라다케 MH-3제품으로 치료할 가능성이 있다고 하였습니다. 그 의사가 실제로 치료한 환자 중에서는 위암, 간암, 폐암, 자궁암에 효과가 있었던 케이스가 많다고 격려해 주었습니다.

 단 통원하기에는 멀기 때문에 근처의 종합병원으로 다녔습니다.

1개월 만에 암이 축소하고
3개월 후에는 완전하게 소멸되어 의사가 우러러보임

 모리노씨는 하나비라다케 MH-3를 통상 적정량의 2배에 달하는 양을 의사의 지시에 따라 섭취하기 시작하였습니다.

섭취하기 시작하고 1개월 후 병원에서 위내시경 검사를 받았습니다. 그 1개월간 몸 상태가 특별히 변한 건 아니었지만 검사 결과 암이 3분의 2정도로 축소하였다고 하였습니다. 담당의사는 나 이상으로 놀랐습니다.

수술을 권해준 담당의사가 그렇게 말했기 때문에 수술을 하지 않고도 치료할 수 있다고 확신하게 되었습니다. 그 후로도 매일 섭취한 2개월 후 위내시경검사를 받았습니다. 그 결과는 놀라울 따름이었습니다.

암은 완전히 소실되었습니다. 전보다 축소했을 것이라는 기대는 가지고 있었지만 사라졌을 것이라고는 생각하지 못했습니다. 담당의도 화상데이터를 보면서 왜일까 몇 번이나 머리를 갸우뚱거렸습니다.

모리노씨는 "꽃송이버섯 덕분"이라고 말하고 싶었지만 참았습니다.

그 이후는 3개월마다 섭취하는 양을 조금씩 줄여가며 현재도 섭취하고 있습니다. 몸 상태는 몹시 좋아져 최근 검사에서도 전혀 이상이 없었습니다.

자궁암

방사선과 약의 부작용이 호전되고 자궁암은 2개월 만에 소실

체험자 : 이시다 리에코 (37세, 여성)

회사의 건강 검진에서 자궁암이라는 것을 알게 되어 항암제 치료를 받다

오사카시에 사는 이시다 리에코씨(가명, 37세)는 11세 여자아이의 엄마로 생명보험회사에서 근무하고 있습니다. 7년 전에 이혼하였기 때문에 여자 손으로 딸을 키우고 있는 것입니다. 그러한 이시다씨에게 자궁암이 발견된 것은 2002년의 일. 이시다씨의 회사에서는 매년 4월에 건강검진이 있어 함께 부인과 검진을 실시했습니다. 매년 실시하는 검사이기 때문에 생각 없이 받은 검사였지만 자궁암 검진 결과통지에 '검사 필요'라고 기록되어 있는 것을 보았을 때는 덜컥하였습니다.

자궁암이라고 고지되면 어떻게 하지라는 공포심은 있었지만 용기를 내서 종합병원에 가서 정밀검사를 받았습니다. 그 결과 중기 자궁경부암이라는 것을 알게 되었습니다. 출혈 등의 자각증상은 전혀 없었기 때문에 정말로 놀랐습니다.

병원에서는 수술을 권했지만 이시다씨는 어떻게든 자궁적출은 하고 싶지 않았습니다. 그래서 일로 알고지내는 의사를 방문하여

자궁암에 대해 자세하게 듣게 되었습니다.

 그 선생님은 우리 회사에서 보험 심사를 하고 있습니다. 여성 특유의 질환에 관해서도 지식이 풍부해 20대에 생리통으로 고민하고 있을 때도 상담으로 고쳤습니다. 선생님의 이야기로는 30대의 자궁암이 늘고 있다는 것과 수술에 의한 치료가 아닌 화학요법을 선택하는 여성이 많다는 것을 알게 되었습니다. 그래서 이시다씨도 각오를 하고 딸을 양친에게 맡기고 입원하였습니다. 담당의와 함께 상담하여 방사선과 항암제를 함께 치료에 사용하기 시작하였습니다. 하지만 치료는 예상외로 힘들었습니다. 링거 주사에 의한 항암제 치료를 실시한 다음날부터 설사와 복통, 혈뇨 등의 부작용이 차례로 나오기 시작하였습니다.

 딸을 위해서라도 힘내지 않으면 안 된다고 생각하여 방사선과 항암제의 치료를 참아가며 실시하였지만 부작용이 심해 몸이 무기력해져 방법이 없었습니다. 그러한 때에 병문안 온 회사의 동료가 하나비라다케 MH-3 제품을 가지고 왔습니다.

 동료의 아버지가 위암으로 항암제치료를 받고 있는데 MH-3 제품을 섭취하기 시작한 결과 약의 부작용이 대부분 없어지고 몸 상태도 좋다는 것. 설사와 복통 등으로 괴로워하고 있었기 때문에 지푸라기라도 잡는 심정으로 섭취하기 시작하였습니다.

설사와 혈뇨가 호전되고 암은 완전하게 소실하여 5년간 재발도 없음

그러고 나서도 방사선과 항암제의 치료는 계속하였지만 부작용은 좀처럼 나아지지 않았다는 이시다씨. "하나비라다케 MH-3 제품이 맞지 않는 체질일지도 몰라"라고 반 정도는 포기하였습니다. 그런데 하나비라다케 MH-3 제품을 섭취하기 시작하고 1주가 지나자 몸 상태는 호전되었습니다. 설사와 혈뇨의 횟수가 줄고 복통과 몸의 무기력함도 거의 일어나지 않게 되었습니다.

 방사선과 약의 부작용이 없어지자 치료를 받을 의욕도 생겼습니다. 이시다씨는 하나비라다케 MH-3 제품을 섭취하면서 투병생활을 한지 2개월 후에는 퇴원할 수 있게 되었습니다. 검사를 받을 때마다 암은 작아졌으며 퇴원 전에는 완전하게 소실되었습니다.

 하나비라다케 MH-3제품 덕분에 약의 부작용이 가벼워져서 고마웠습니다.

 퇴원 후 3개월 정도 자택에서 요양하며 직장 복귀를 미룬 이시다씨. 일로 무리하지 않도록 마음먹고 반드시 휴일도 챙겨가며 휴일에는 딸과 백화점에 쇼핑하러 가는 것이 즐겁다고 말합니다.

 퇴원 후에도 정기검진은 받고 있지만 덕분에 5년간 재발은 없었습니다.

 "하나비라다케 MH-3 제품을 계속 섭취하고 있는 덕분인지도 모르겠습니다."

자궁암

통증이 사라지고 자궁암은 3개월 만에 반감

체험자 : 다카노 야요이 (46세, 여성)

허리와 등의 통증 계속되어 병원에 가자 자궁암 중기로 판명

다카노 야요이씨(가명, 46세)는 작은 음식점을 하면서 바쁜 나날을 보내고 있었습니다. 타고난 밝은 성격으로 가게를 끌어가던 다카노씨가 자궁경부암 선고를 받은 것은 2004년 10월입니다.

지금 생각해보면 자궁경부암 진단을 받기 반년정도 전부터 요통이 심했었습니다. 통증이 등 아래쪽까지 퍼져있었습니다. 보통 서서하는 일이 많아 가게에 나와 저녁 5시부터 밤12까지는 거의 서서 일했습니다. 그 때문에 허리가 아플 뿐이라고 생각하였습니다.

그런데 시간이 지나자 부정출혈이 있는 것에 신경이 쓰였다는 다카노씨. 서둘러 병원에 입원하여 검사를 받게 되었습니다. 검사 결과 자궁경부암 3기에서 4기(중기에서 말기)의 단계라는 것을 알게 되어 의사로부터는 "이대로 두면 반년을 넘기기 어렵습니다."라는 말을 듣게 되었습니다. 그래서 바로 자궁 전체 적출 수술을 받도록 권유받았습니다.

그렇지만 아무래도 수술은 받을 기분이 들지 않고 항암제 치료에도 반발감이 있었습니다. 위암으로 항암제 치료를 받고 있는 지인이 치료 때문에 생긴 부작용으로 괴로워하고, 일을 계속할 수 없을 정도로 체력이 저하된 것을 보았기 때문에 화학요법에 불신감을 품게 된 것입니다.

그래서 면역요법에 의한 암 치료를 실천하고 있는 의사를 방문하여 상담하였습니다. 면역요법이라는 것은 암의 3대요법(외과수술, 항암제투여, 방사선치료)에 이어 제4의 치료법이라고 말하여지며, 면역력을 담당하고 있는 백혈구의 기능을 활발하게 하여 암을 퇴치하도록 하는 치료법입니다. 다카노씨는 그 의사로부터 하나비라다케 MH-3 제품을 소개받았습니다.

꽃송이버섯이라는 버섯은 들은 적이 없었지만, 면역력을 강화하는 기능을 있다고 권유받았기 때문에 섭취해 보기로 하였습니다. 수술을 받는 것은 무섭고, 항암제와 방사선치료도 받고 싶지 않았기 때문입니다.

2주 만에 허리와 등의 통증 치료되고, 암이 절반 이하로 축소

자궁경부암이라는 것을 알게 되고 1주일 후부터 하나비라다케 MH-3 제품을 섭취하였습니다. 허리 통증은 나아지지 않은 채 "우리 가게에서 편안하게 즐기는 손님을 위해서"라며 1주일정도 닫아놨던 음식점의 영업도 재개하였습니다.

하나비라다케 MH-3 제품을 섭취하면서 상태를 봐가며 암 상태가 안 좋아지면 면역요법을 받기로 하였습니다. 그렇기 때문에 병원에서의 치료는 당분간 받지 않았습니다.

이미 2주후에는 몸에 분명한 변화가 일어났다는 다카노씨. 허리와 등에 있던 통증은 어느새 사라지고 몸이 무척 가벼워졌습니다. 하나비라다케 MH-3제품을 섭취하기 시작하고 3개월 후에 병원에서 진찰한 결과 암 종양이 절반이하로 축소하여 의사도 놀랐습니다.

 그 후에도 MH-3제품은 섭취하는 양을 줄여 계속 섭취하고 있습니다.

 물론 지금까지 음식점 주인으로 건강하게 일하고 있습니다. 하나비라다케 MH-3제품을 섭취하고부터는 허리의 통증을 느끼지 않게 되었습니다. 일이 끝나면 아무래도 밤늦고 손님들과 어울려 술을 마시게 되지만 몸을 흐트리는 일은 없습니다. 이것도 MH-3제품의 덕분으로 감사하고 있습니다.

자궁암

재발된 자궁경부암의 진행암이 멈추고, 약 부작용도 없음
체험자 : 키타야마 요네코 (72세, 여성)

**항암제의 부작용으로 다리 저림이 심해지고
화장실에 가는 것도 곤란**

2006년 연말에 갑자기 부정출혈이 일어났습니다. 서둘러 병원에 가서 검사를 받은 결과 초기 자궁경부암이었습니다. 의사는 바로 입원하여 치료를 받는 게 좋겠다고 하였습니다.

부정출혈 이외에는 자각증상이 전혀 없었기 때문에 자궁경부암이라는 이야기를 들었을 때는 적잖이 놀랐습니다. 하지만 의사는 "그 정도 증상은 진행된 게 아니다"라고 하여 조금 안심하였습니다. 2007년 1월부터 4월에 입원하여 방사선과 항암제를 병행한 치료를 실시한 결과 퇴원할 수 있었습니다.

퇴원 후에는 미네랄 워터를 매일 1리터씩 마시고, 채소를 많이 섭취하는 등 몸에 좋다고 하는 것은 가능한 한 섭취하는 생활을 하였습니다. 그런데 퇴원 3개월 후 정기검진에서 MRI검사를 받은 결과 자궁경부암이 재발하였다는 것을 알게 되었습니다.

퇴원할 때 의사가 '더 이상 걱정할 필요 없습니다'라고 했기 때문에 정말로 쇼크였습니다. 또 괴로운 치료를 받아야 하는 게 아닐까 하는 생각에 비관적인 기분이 되어 우울했습니다. 어쨌든

항암제의 부작용은 괴롭습니다. 먼저 치료에서는 식욕이 없어져 밥 냄새를 맡는 것만으로도 구토가 났습니다. 권태감도 일어났습니다. 다리 저림도 심해서 화장실에 가는 것도 큰일일 정도였습니다.

키타야마씨가 이러한 불안을 느끼고 있을 때 친하게 지내던 메이고씨가 건강잡지를 가지고 병문안을 왔습니다. 거기서 흥미를 끈 것은 하나비라다케 MH-3제품이었습니다. 하나비라다케 MH-3제품을 섭취한 체험자의 기사를 읽고 메이고씨도 "항암제 치료에 대비해 시험 삼아 섭취하면 어떨까?"라며 권해 주었습니다.

그 기사에는 하나비라다케 MH-3제품을 섭취하고 항암제의 부작용이 경감된 체험자가 소개되어 있었습니다. 그것을 읽고 바로 시험해보고 싶었습니다. 그래서 2007년 8월부터 하나비라다케를 섭취하기 시작하였습니다.

하나비라다케 MH-3제품으로 약의 부작용이 경감되어 치료도 망설임 없이 받다

키타야마씨는 그 다음달부터 재 입원하여 총 4회의 항암제치료를 받았습니다. 부작용이 괴로울 것이라고 각오하고 있었지만 생각보다 가벼워서 놀랐습니다.

확실히 치료 직후는 식욕이 떨어졌지만, 과일과 과자 등 입에 맞는 음식은 먹을 수 있었습니다. 덕분에 체력이 거의 떨어지지 않았습니다. 이것도 하나비라다케 MH-3제품 덕분이라고 생각합니다. 다리 저림도 이전 치료 때에 비하면 가벼워 화장실에 가는 것이 괴롭지 않았습니다.

그 후 MRI검사 결과 암 진행이 억제된 것을 알게 되어 항암제 치료를 끝낼 수 있었습니다. 현재는 월 1회의 통원치료만을 하고 있습니다. 하나비라다케 MH-3제품을 꾸준히 섭취하면서 식생활에는 변함없이 신경 쓰고 있으며, 집 주변을 매일 산책하며 체력이 떨어지지 않도록 하고 있습니다.

하나비라다케 MH-3제품을 섭취하고부터는 항암제 부작용이 경감되어 부담 없이 치료를 받을 수 있었습니다. 권유해 준 메이고씨에게 매우 감사하고 있습니다.

자궁암

"자궁암이 의심됩니다."는 의사의 말을 듣고, 눈앞이 깜깜해졌다.

체험자 : 모리시타 (24세, 여성)

보험 회사에 입사한지 6년째 되던 해 봄, 1999년 4월 회사에서 매년 받는 건강검진을 받았습니다. 일은 사무직으로, 사내에서도 젊은층에 속하지만, 선배의 권유로 그 해에는 부인과 검진을 받아 보기로 했습니다. 그것은 작년, 건강하던 영업여성사원이 자궁암으로 입원했던 일도 있고, 또 생명보험 회사의 사원인 우리가 건강하지 않으면 안된다는 생각이 들었기 때문입니다.

5월 연휴에 하와이에 다녀와 새까만 얼굴로 일주일 만에 회사에 출근했을때 책상위에 건강검진 결과로 생각되어지는 봉투가 놓여 있었습니다.

조례가 끝난 뒤 결과가 들은 봉투를 가벼운 마음으로 열어보았습니다. 체중도 증가하지 않았고, 이 정도면 되겠지 라는 생각으로 서류를 대충 훑어보고 있을 때, 부인과의 항목이 눈에 들어 왔습니다. '검사요함'이라고 기록되어져 있었습니다. '무엇일까?'라는 생각으로 선배 여직원에게 물어보자, 전문의의 정밀검사를 받아야 한다는 것이었습니다.

그녀는 보험에 가입할 때에, 질환으로 가입할 수 없는 케이스의 사람을 자주 봐왔기 때문에 무엇인가 느끼는 것이 있었을지도 모릅니다. 불안한 기분을 억누르며, 몇일 후 병원을 방문했습니다. 검사 결과 서류를 보며, 의사는 심각한 표정으로 "악성 종양이 자궁에 있습니다"라고 했습니다.

'설마 내가'라며, 마음속으로 부정하면서 자세하게 설명을 들었습니다. 의사 선생님은 자궁경부암이 의심된다면서 클래스4라고 하는 숫자도 보여 주었습니다. 눈앞이 깜깜해지는 기분으로 병원을 나왔습니다. 회사에 돌아와서도 믿을 수 없었던 나는 보험 심사를 담당하고 있는 회사의 의사에게도 물어봤습니다. 의사는 자궁경부암이나 자궁내막염이 최근 젊은 여성사이에서 늘고 있다고 설명해 주었습니다.

아직 결혼도 하지 않는 내가라는 생각에, 그 밤은 불안하여 한 잠도 잘 수 없었습니다. 다음날 기운을 차리고 서점에 가서 자궁경부암이 자세하게 실려 있는 책을 읽었습니다.

역시 마음을 단단히 먹지 않으면 안되었습니다.

그리고 몇일 후, 사내에서 회식이 있었습니다. 술을 조금 마시고 나는 용기를 내어 선배에게 상담해 보았습니다.

그러자 선배는 "언젠가 아는 사람으로부터 소개받은 적이 있는 하나비라다케 MH-3가 암에 좋다고 해서 지금 화제가 되고 있으니, 너도 먹어보는게 어때?"라고 하였습니다. 나는 선배가 친절하게 알려주어 매우 기뻤습니다. 작은 희망이 보이는 듯한 기분이었습니다.

지금까지 다이어트식품이나 건강식품을 먹어본 적은 없었지만, 몸에 좋은 것은 뭐든지 해봐야겠다는 생각이 들었습니다. 의사도 바로 치료하지 않아도 좋다고 해서 입원을 여름 휴가 때 해야겠다고 생각했기 때문에 먼저 하나비라다케 MH-3를 섭취하기로 결심하였습니다.

그날부터, 섭취하기 시작하여 7월에 들어서 MH-3를 다 섭취해갈 무렵 병원에 검사를 받으러 갔습니다. 결과는 클래스 2가 되어있었습니다. 확실히 좋아진 것입니다.

의사도 "일부에 이상이 보이지만, 거의 정상이 되었습니다"라고 말했습니다.

나는 날아갈 듯이 기쁜 마음을 억누르지 못하고 바로 친구에게 연락을 하자, 그 친구는 "너는 항상 건강하기 때문에 병이 도망가 버린 거야"라고 격려해주었습니다.

하나비라다케 MH-3제품을 소개해주었던 선배에게도 이야기하자, "다행이네, 좋다고 생각하기 때문에 다른 사람에게도 소개해준 거야. 너도 모두에게 알려줘"라고 이야기 하면서 나의 건강 회복을 진정으로 기뻐해주었습니다.

전립선암

전립선암으로 인한 괴로운 빈뇨, 배뇨곤란, 암은 축소

체험자 : 히라이와 미치히로 (75세, 남성)

다리의 통증과 빈뇨로 고민, 검진결과 전립선암으로 진단, 수술 불가능.

가나가와현 요코하마시에 사는 히라이와 미치히로씨(가명, 75세)는 60세에 출판사를 정년퇴직한 후 월 1회 스케치여행을 즐기고 있습니다. 여행지에서 엽서에 수채화를 그려 친구에게 우편으로 보내기도 했습니다.

그러한 취미를 만끽하고 있던 히라이와씨였는데 2005년의 가을 무렵부터 외출하는 것이 갑자기 귀찮게 되고 스케치 여행도 가지 않게 되었습니다.

걷고 있으면 다리 시작부분에 가벼운 통증을 느끼게 된 것입니다. 65세 때에 담석으로 수술을 받은 적이 있기 때문에 그 상처 때문일 것이라고 생각하였습니다. 집에서 얌전하게 있으면 좋아질 거라고 처음에는 그다지 신경 쓰지 않았습니다.

그런데 1~2개월 지나도 다리의 통증은 나아지지 않고 다른 증상으로도 고민하게 되었습니다. 요의를 느껴 화장실에 가도 소변이 시원하게 나오지 않게 된 것입니다.

그 결과 화장실에 가는 횟수가 늘게 되었습니다. "이상하다"고 느끼던 찰나 소변이 전혀 나오지 않게 되었습니다.

보통은 낙관주의인 히라이와씨도 서둘러 병원에 갔습니다. 카테테르(관)를 통해 겨우 소변을 빼낼 수 있었지만 전립선이 비대해져 있는 것을 알게 되었습니다.

이것을 계기로 대학병원에서 정밀 검진을 받았습니다. 촉진과 혈액검사를 한 결과 전립선암이라는 생각지 못한 결과가 나왔습니다. 전립선암의 종양마커인 PSA(전립선특이항원, 기준치는 4미만)의 수치가 80으로 매우 높은 것도 알게 되었습니다. 그 결과를 알게 되었을 때는 바로 수술로 치료하려고 생각하였습니다.

그런데 담당의는 "호르몬요법으로 잠시 상황을 지켜봅시다."라고 하였습니다. 히라이와씨의 나이와 암의 장소로 보아 수술이 어려울 것이라는 판단이었습니다. 그래서 10일정도 입원하여 호르몬요법 주사를 맞았습니다. 퇴원 후에는 주에 1회씩 통원하면서 항암제에 의한 치료를 계속하였습니다.

소변이 깔끔하게 나오고 종양마커도 3개월 후에는 기준치로

그 무렵 아무생각 없이 보고 있던 TV프로에서 가끔 꽃송이버섯에 대해 나와서 알게 되었다는 히라이와씨. 서적과 잡지로 자세하게 조사해보자 암을 억제하는 기능이 있는 것을 알게 되었습니다. 그래서 서둘러 하나비라다케 MH-3제품을 구입하여 2006년 3월부터 섭취하기 시작하였습니다.

처음에는 '아무것도 안하는 것보다는 좋기 때문에'라고 가볍게 생각하였습니다. 그렇지만 1개월이 지날 무렵에는 하나비라다케 MH-3제품의 효과를 실감하게 되었습니다.

이 무렵부터 소변이 나오는 것이 좋아지게 되었으며 긴 기간 잔뇨감으로 괴로웠던 히라이와씨는 소변이 깔끔하게 나올 때의 상쾌감을 오랜만에 맛보게 되었습니다. 야간에 화장실에 가는 횟수도 1~2회로 줄었습니다. 이것에 기분이 좋아진 히라이와씨는 통원치료를 받는 한편, 하나비라다케 MH-3제품을 계속 섭취하였습니다. 그러자 3개월 후의 검사에서는 PSA의 수치는 22.5로. 밤에 화장실 가는 횟수도 줄고 아침까지 숙면을 취할 수 있게 되었습니다.

게다가 반년후의 검사에서는 암이 축소된 것도 알게 되었습니다. 이 결과에는 의사도 히라이와씨도 매우 놀랐습니다. 그렇기 때문에 통원을 월 1회로 하기로 하였습니다.

항암제의 부작용이 생기지 않은 것은 하나비라다케 MH-3제품 덕분이라고 생각합니다. 소변이 확실하게 나오도록 된 것 뿐만 아니라 걸을 때의 통증도 없어졌습니다. 덕분에 스케치 여행도 다시 할 수 있게 되었습니다. 한번 손을 놔버린 취미였기 때문에 다시 한번 할 수 있게 되어 기쁨은 컸습니다.

전립선암

암이 뼈까지 전이되어 소변도 보기 힘들어질 정도의 상태. 종양마커도 감소

체험자 : 코지마 (75세, 남성)

군복무시절 전우에게 전화하면 "건강하게 지내"라는 대답과 함께 그리운 목소리가 수화기 건너에서 들려왔습니다. 매년 전우의 수가 줄어들고 있는 가운데, 벚꽃이 피는 계절이 돌아오자 올해도 벚꽃이 피는 것을 볼 수 있다고 안도하고 있습니다.

1999년 2월경, 소변을 보는 것이 힘들어져 병원에 가니 전립선암이라는 진단을 받았습니다. 그것도 진행암으로 허리뼈까지 전이되어 있다는 것이었습니다. 절망적인 기분으로 서점에 가서 암에 관한 책을 닥치는 대로 사왔습니다. 일을 하고 있기 때문에 쉴 수는 없었습니다. 수술하는 것은 싫기 때문에 의사와 상담하여 약을 받아왔고 약이 호르몬제라고 하는 것 외에 자세한 사항은 몰랐습니다. 또 한달에 한번 주사도 맞았습니다. 아무래도 나에게는 약이 몸에 맞지 않은 것인지, 몸이 화끈거리거나 조금 살찌는 듯한 느낌이었습니다.

친구 중에도 전립선암인 친구가 있어서 나이를 먹으면 먹을수록 이 병에 걸리는 사람이 많다는 것을 알고 있었습니다. 동창회에 가도 화제는 자연스럽게 병에 대한 이야기가 되어 지루했습니

다. 4월에 들어서 병원 치료 후 돌아오는 길에 서점에서 건강 잡지를 보는데 "암치료에는 꽃송이버섯이 좋다"라고 써 있는 한줄의 문구가 나의 마음을 끌어 당겼습니다.

친구에게 조언을 구하자, 그도 신문과 텔레비전에서 꽃송이버섯이 암에 좋다고 하는 것을 들었다고 했습니다.

나는, 전립선암에 조금이라도 도움이 된다면 하는 생각으로 암에 효과가 있는 베타글루칸이 많이 함유되어 있는 하나비라다케 MH-3를 구입해서 그 날부터 섭취하기 시작했습니다.

며칠이 경과했을 무렵부터 이상하게 몸에 활력이 생겼습니다. 전신에 기운이 솟아났습니다. 암에 질 것 같은 나의 세포에 힘을 준 것은 당연히 꽃송이버섯의 베타글루칸 작용이 틀림없다고 생각합니다.

의사의 진단으로는, 아직 전립선암이 완치되지 않았지만, 종양 마커는 서서히 감소하고 있다고 했습니다. 이 상태로 가면 반드시 좋은 결과를 얻을 수 있을 것이라고 생각하여, 매일 빠뜨리지 않고 섭취하고 있습니다.

조금 안심이 되는 탓인지 식사도 좋아지고, 몸속에서 에너지가 나오고 있는 것을 실감합니다. 하나비라다케 MH-3제품에 감사하고 있습니다.

8월 병원 진단에 내가 너무 건강하자 의사도 놀랐습니다.

전립선암

종양마커의 수치가 78로 높아져 입원, 2개월 후 마커가 0.4로 격감.

체험자 : 나카야마 (76세, 남성)

십수년전, 담석 수술 이후 이렇다 할 만한 병도 걸리지 않고 건강했습니다. 담석 수술시 수술 전에 식사를 할 수 없었기 때문에 체중이 급격하게 줄었던 괴로운 기억이 있습니다.

또 수술로 배를 크게 절개했기 때문에 퇴원까지의 시간이 지연되어 다리도 가늘게 말라 걸을 수도 없을 정도였습니다. 그 후 식욕도 생기고, 체중도 서서히 돌아왔습니다. 그러던 1998년 무렵부터 걸을 때 다리 아랫부분이 조금씩 아픈 것을 느꼈습니다.

담석 수술했던 뒤가 당겨 아픈 것일까 정도로 생각했습니다. 배도 조금 부풀어 왔던 것도, '가을이 되고 식욕이 생겨 먹는 양이 많아졌기 때문에 살이 찌는 걸까' 라고 생각했습니다.

새해가 가까워졌을 무렵, 배가 나와 당기는 느낌이 들고, 소변도 보기 어려워져 밤에 몇번이나 일어나는 일이 많아져 이것도 나이 탓 인가 라고 생각하고 있었지만, 그 사이 소변이 전혀 나오지 않게 되고 배도 아팠습니다.

가족에게 알려 곧 근처 병원에 가서 진단을 받았습니다. 소변은 관을 넣어 빼고 그 이외에도 여러가지 검사를 받았습니다.

그 당시 전립선이 조금 비대해져 재검사를 받으러 오라고 했지만, 너무 많은 검사를 받아 신경이 쓰이던 차에 연말에 아는 의사에게 상담 받으러 가서 전립선암이라는 진단을 받았습니다.

내가 암이라는 사실을 믿고 싶지 않았기에 재차 대학병원에 가서 전립선암에 대해 검사를 받았는데, 종양양마커(PSA)의 수치가 78로 꽤 높다는 것을 알게 되었습니다.

서점에 가서 전립선암에 관한 책을 많이 사 읽어보니 내가 받은 검사의 내용이 쓰여져 있었습니다. "역시 암인가!"라는 생각으로 새롭게 각오하고 다시 대학병원으로 가서 의사 선생님과 상담하였습니다. 치료에 대한 자세한 이야기를 들은 후 수술도 검토했지만 암의 발병 장소가 어려워 일단 호르몬 요법을 받기로 했습니다. 약 일주일간 입원하여 주사를 맞았습니다. 1999년 2월에 퇴원하면서 매일 아침저녁 먹을 약을 받았던 것으로 기억하고 있습니다. 약을 먹으면 조금 얼굴이 화끈거리는 느낌이 들었지만, 매일 먹으면서 한달에 두번 통원 치료하고 있었습니다.

4월경, 텔레비전을 보고있는데 꽃송이버섯이 방송되고 있었습니다. 다음날 아침 조간에도 꽃송이버섯에 함유되어 있는 베타글루칸이 암에 좋다고 하는 기사가 실려 있었습니다. 이 때 PSA가 18로 내려가 있었습니다.

5월 연휴, 사이타마현에 여행갈 일이 있어 꽃송이버섯을 생산하고 있는 연구소를 방문했습니다. 그 지역에서는 유명해져 있는 듯 몇 사람인가가 먼저 견학하러 와 있었습니다.

그 때부터 하나비라다케 MH-3를 매일 섭취했습니다. 2개월 정도 경과 후 병원에서 검사를 받자 PSA가 0.4까지 내려가 있었습니다. MH-3를 섭취한 이후 이상하게도 불안감이 사라지고, 몸이 건강해지는 느낌이었습니다.

지금은 한달에 1번 병원에 가서 진찰받고 있습니다. 하나비라다케 MH-3는 신이 내린 선물이라고 생각합니다.

내 주변에서도 전립선암인 사람이 늘고 있기 때문에 이 제품을 권해주려고 하고 있습니다.

전립선암

직경 2cm였던 전립선암이 1cm로 축소

체험자 : 키무라 (68세, 남성)

하나비라다케 MH-3를 섭취한 후, 직경 2cm였던 전립선암이 1cm 정도로 작아졌고, 신장의 물집이 3개월 만에 없어졌습니다.

또, 신체의 나른함도 해소되었습니다. 사람에 따라서 다릅니다만, 나의 경우는 여름 더위 때문에 느끼는 나른함이 없어져서 특히 더 좋았습니다.

나에게 있어서 하나비라다케 MH-3는 활력의 원천인 것입니다.

폐암

수술할 수 없었던 폐암, 약의 부작용이 호전되고 반년 후에는 소실

체험자 : 마츠키 츠야노 (69세, 여성)

담배를 피우지 않는데도 갑자기 폐암 선고받아
치료의 부작용으로 괴로움

나가노현 마츠모토시에 사는 마츠키 츠야노씨(가명, 69세)는 농가의 주부. 시집와서 40년 이상 병이라는 것은 알지 못하고 지내왔습니다. 매일 농작업과 아이를 3명 키우고 있어 병을 앓을 시간조차 없었습니다. 3년 정도 전에 갑자기 폐암이라는 이야기를 들었습니다. 솔직하게 말해 내 몸에서 일어난 일이라고는 생각할 수 없었습니다.

 기침이 나와서 감기라고 생각하여 근처의 병원에서 진찰받은 결과 종합병원을 소개받아 몇 가지 검사를 받아야한다는 결과였습니다. 게다가 연령과 체력을 생각한 결과 수술은 어렵다는 것이었습니다. 담배와 술을 좋아하는 남편은 괜찮은데 어느 것도 하지 않는 내가 암에 걸린 것은 정말 알 수 없는 일이었습니다.

 마츠키씨는 방사선과 항암제를 병용하여 치료받아 수술이 가능할 정도로 암이 축소되면 절제수술을 하기로 하였습니다.

 그렇지만 항암제치료의 부작용은 마츠키씨를 괴롭혔습니다. 탈

모, 무기력, 식욕부진, 구토, 미열이 차례로 찾아오는 듯 했습니다.

치료되지 않아도 좋으니까 이제 그만두고 싶다고 생각하였습니다. 실제로 몇 번 해본 후에 그만두었습니다. 방사선치료는 계속하였지만 그 대신 하나비라다케 MH-3제품을 섭취하기 시작하였습니다.

마츠키씨의 사위가 문병겸 하나비라다케 MH-3제품을 가지고 왔습니다. 사위는 "항암제와 같이 의사도 사용하고 있다"고 열심히 설명해주었습니다.

사위가 MH-3제품을 가지고 온 것은 항암제 치료가 시작된 직후의 일입니다.

마츠키씨가 항암제치료를 그만둔 것은 그 1개월 후의 일입니다.

약의 부작용이 3주 만에 가벼워지고
반년 후에 암은 완전하게 소실되었다

의사도 사용하고 있다고 들어 바로 섭취하기 시작하였습니다. 섭취하기 쉬운 것은 아니었지만 버섯 성분이라고 하여 안심하였습니다. 고향에서 버섯은 잘 먹기 때문에 친숙합니다. 섭취 시작 3주후정도 지나자 항암제의 부작용이 가벼워졌습니다. 그것이 하나비라다케 MH-3제품의 작용인지 어떤지는 정확하지 않지만 마츠키씨는 "효과가 있는듯하다."고 생각하여 항암제치료를 그만두었습니다.

 항암제치료를 그만두고 1개월 후 검사 받은 결과 암이 축소되었다고 담당의사로부터 들었습니다. 딸이 의사에게 여러 가지 들으면서 하나비라다케 MH-3제품을 먹고 있다고 전한모양입니다. 의사는 '그렇습니까. 라고 했지만 이해가 잘 안된 얼굴이었다고 딸은 이야기하였습니다.

 그 후 방사선치료도 종료되어 마츠키씨의 요양은 하나비라다케 MH-3제품만으로 하게 되었습니다. 사위의 제안으로 1일 섭취량을 늘려서 계속 섭취하였습니다. 그리고 반년후의 검사에서는 암은 완전하게 사라졌다는 진단을 받았습니다.

 그 무렵에는 나는 이미 가벼운 농작업을 하고 있었습니다. 밭에 나가는 쪽이 기분이 맑아지기 때문입니다. 체력에도 자신이 돌아왔습니다. 지금은 모두에게 중증 폐암에 걸린 적이 있는 사람이라고 생각할 수 없다는 이야기를 들을 정도로 건강하게 되었습니다.

 하나비라다케 MH-3제품은 조금 줄여서 계속 섭취하고 있습니다. 여담이지만 사위는 모두에게서 칭찬받았다고 합니다.

폐, 임파암

전이되었던 폐와 임파의 암, 3개월 후에 사라져 의사도 놀라다.

체험자 : 코미야 미에코 (75세, 여성)

기침과 담이 계속되어 진찰받은 결과 암의 전이가 발견

나라현 이코마시에 사는 코미야 미에코씨(가명, 75세)가 자궁경부암으로 진단받은 것은 지금으로부터 7년 전의 일입니다. 딸인 무라타 야스오씨(가명, 52세)에게 협조를 받아 이야기를 나누었습니다.

어머님이 자궁경부암이라는 것을 알게 된 것은 68세 때입니다. 2개월 반 정도 입원하여 레이저에 의한 치료를 받자 암이 소실되었습니다. 그 후에도 매년 정기검진을 받고 있었지만 재발과 전이는 전혀 없이 건강하였습니다.

그러한 미에코씨의 몸에 이상이 생긴 것은 2007년 7월의 일이었습니다. 갑자기 기침이 멈추지 않게 되고 목에 담이 끼었습니다. 오랜 기간 계속된 기침은 어머니의 체력을 소모시켜버렸습니다. 10일 만에 어머니는 바짝 말라버렸습니다. 서둘러 병원에 간 결과 암이 폐와 간, 임파절로 전이된 것을 알게 되었습니다.

암이 넓게 전이된 것과 미에코씨의 나이를 생각해볼 때 수술은 어려운 상황이었습니다. 의사에게 설명을 들은 야수오씨는 미에코씨의 의사를 면담한 후 항암제에 의한 치료를 선택하였습니다. 그리하여 미에코씨는 2007년 10월부터 3회에 걸쳐 항암제 치료를 받게 되었습니다.

마침 그 무렵 서점에서 건강잡지를 발견하여 하나비라다케 MH-3 제품을 알게 되었습니다. 자세히 읽자 꽃송이버섯에는 면역력을 높여주는 성분이 다량 함유되어 있는 것을 알게 되어 이것이라면 어머니에게도 맞을 수 있겠다고 생각하게 되었습니다. 병원의 약사에게 항암제와 병용해도 좋은지를 상담하자 '문제없습니다.'라는 말을 들었습니다.

그래서 야스오씨는 미에코씨를 위해 하나비라다케 MH-3 제품을 구입하여 섭취하도록 하였습니다.

섭취 다음날에는 항암제 부작용이 사라짐, 폐 전이암은 소실.

하나비라다케 MH-3제품을 섭취하고부터 바로 항암제 치료를 시작하였습니다.

항암제를 투여하면 손발 저림과 구토, 식욕부진 등의 부작용이 많다고 들었기 때문에 걱정되었습니다. 어머니도 항암제 치료를 끝낸 직후 '기분이 나쁘고 아무것도 먹을 수 없다'고 호소하였습니다. 그런데 그 다음날에는 부작용이 모두 사라지고 몸 상태도 회복되었기 때문에 정말로 놀랐습니다. 야스오씨를 더욱 놀라게 한 것은 2007년 연말에 미에코씨가 받은 검사 결과였습니다. 폐에 있던 암이 사라지고, 종양마커의 수치도 기준치 가까이까지 내려간 것입니다. 2008년 1월에 실시한 CT검사에서는 폐뿐만 아니라 임파절로 전이되었던 암이 소실된 것도 알게 되었습니다.

의사도 '항암제만으로 이렇게 빨리 효과가 나온 적은 거의 없습니다.' 라고 하여 정말로 놀랐습니다.

미에코씨는 간에 전이된 암의 퇴치를 위해 다시 항암제 치료를 받을 예정입니다. 그러기 위해 채소와 생선을 중심으로 한 식사를 하여 체력을 높이고 하나비라다케 MH-3 제품의 섭취량은 조금 줄였지만 건강하게 지내고 있습니다.

본인의 방을 혼자서 매일 청소할 수 있을 정도로 어머니의 체력은 회복하였습니다. 이 상태로 간다면 다시 실시할 항암제치료도 반드시 잘 해나갈 것이라고 믿고 있습니다.

폐암

"폐암입니다. 곧 수술해야 합니다."라는 진단에 쇼크!

체험자 : 카노우 (78세, 남성)

기침이 쭉 계속되고, 식욕도 없고, 감기라도 걸린걸까 라는 생각에 가벼운 마음으로 병원에서 여러가지 검사를 받았습니다. 병원결과가 나온 1주일 후 의사로부터 전화가 와서 혼자병원에 가게 되었습니다. "폐암입니다. 곧 수술을 받아야 합니다. 아직 늦지 않았습니다."라는 이야기를 의사로부터 들었을 때는 적잖은 충격이었습니다. 1999년 1월15일의 일이었습니다. 말기는 아니지만, 두려웠기 때문에 암이 어느 정도 진행되었는지 의사에게 물어보지 않았습니다. 원래 가벼운 기분으로 검사를 하려던 것이 갑자기 암 선고를 받았기 때문에 마음이 정리되지 않아 의사로부터 "곧 수술합시다."라고 들었을 때 "네, 알겠습니다."라고 바로 대답하지 못했습니다. 일 처리나 거래처에 어떻게 이야기를 하고 입원을 해야 하는지 여러 가지 문제가 머리를 어지럽게 했습니다. 냉정한 것처럼 보여도 불안과 동요가 밀려왔습니다.

하지만, 여기서 암에게 질 수는 없었기 때문에 뜻을 정해 수술 받기로 결정했습니다.

거래처에는 종합건강진단 검사를 한다는 거짓말로 입원했습니다.

젊었을 때 육군 장교까지 지냈었기에 건강한 신체였지만, 종전 후 일본에 돌아와서는 힘들고 괴로운 나날들이었습니다. 이대로 넘어질 수는 없다는 생각으로 인쇄 회사 사업을 일으켜 발전해 나갔지만, 니가타 대지진으로 거래처를 잃고, 어이 없이 사업에 실패하게 되었습니다.

그 후, 회복해서 두번의 불황도 딛고 일어나 몇 년 전에 회사를 새로 만들고, 마지막 인생을 걸려고 생각했습니다. 옛 친구의 응원도 있었고 일도 순조롭게 나아갔지만 1998년도에 약 4억원의 부도를 맞았습니다.

그것도 믿고 있던 동료들에게 돈을 융통하여 충당했지만 자금이 부족해 매일 돌아다녔습니다. 이때는 담배 양도 나날이 증가하였습니다. 그때까지 하루 1갑이었던 것이 2갑이 되었고 밤에는 잠도 잘 잘 수 없는 날이 계속 되었습니다.

되돌아 보면 여러 가지 마음의 괴로움이 겹쳐 스트레스가 되어 암이 된 것이라 생각됩니다.

2월 3일에 수술은 행해지고 오른쪽 폐의 약 3분의 2를 잘라 내야만 했습니다. 그 후, 방사선 치료를 받고 4월 하순에 퇴원했습니다. 퇴원 할 당시 아내로부터 "암 상태는 정말 좋지 않다고 합니다."라는 말을 듣고 또 쇼크를 받았습니다.

그러나 전쟁, 지진, 재해, 부도와 인생의 아수라장을 여러번 빠져 나온 나는 "폐암 같은 걸로, 죽지 않아"라고 마음을 다잡았습니다. 의사는 "이 타입의 암에는 항암제도 도움이 안됩니다."라고 이야기 했습니다.

 암이 재발되는 것도 싫고 더 건강하고 싶었기 때문에, 서점에 가서 암 치료법이 나와 있는 책을 모아 왔습니다.

 그 중에서, 내가 주목한 것은 버섯이었습니다. 버섯에는 몸의 면역력(병원체에 저항하는 힘)을 높여주는 성분이 함유되어 있다는 것을 몇 번이나 책에서 읽었기 때문에 버섯이 나에게 필요하다는 것을 알고 있었습니다. 영지버섯과 아가리쿠스에도 항암 작용이 있지만, 더욱 뛰어난 것은 꽃송이버섯이라는 것을 알게 되었고, 그 무렵 아는 사람으로부터 하나비라다케 MH-3에 대해 들었기 때문에 손쉽게 구할 수 있었습니다. 섭취하기 시작한 것은 1999년 11년 5월부터입니다. 그 덕분인지 수술의 경과도 매우 좋았고, 1개월 후 검진에서의 결과도 좋았습니다. 또한 3개월 후 검진에서도 매우 순조로운 경과를 보여 주었습니다.

 섭취하기 시작한 1개월 무렵부터 체력이 점점 회복되는 것을 실감하기 시작했습니다.

 더운 여름철에서도 전혀 피로를 느끼지 않게 되었습니다. 덕분에 일에도 복귀할 수 있게 되었습니다. 전이의 유무도 검사하고 있습니다만, 전혀 이상이 없었습니다. 암에 지지 않기 위해 하나비라다케 MH-3를 마음속의 지주로 삼고 계속 섭취할 생각입니다.

폐암

수술을 포기하고 화학요법을 받았지만, 항암제의 부작용, 1개월 섭취 후 X선 촬영을 하자, 가슴에 있던 그림자가 작아져

체험자 : 스즈키 (60세, 여성)

농촌에 시집 온지 40여년이 되어 갑니다. 아플 틈이 없을 정도로 바쁜 일상이었기 때문에 병다운 병을 앓아본 적 없이 지금까지 살아왔습니다.

남편은 몸이 약해 일년 내내 감기를 달고 살았습니다. 수년전에도 위가 안좋다고 해 병원에서 검사 한 결과 위암 선고를 받았지만, 다행히도 초기에 발견했기 때문에, 수술도 성공하고 안심했습니다. 하지만, 수술당시는 불안하고 무서웠습니다.

1998년의 가을, 이번에는 나의 몸이 안좋아지기 시작했습니다. 왠지 모르게 몸이 나른하고 걷기만 해도 숨이 가빴습니다. 나이 탓인가라는 생각에 특별히 신경 쓰지 않았습니다.

그런데 갑자기 열이 그것도 고열이 몇일이나 계속 되었기 때문에 이것은 보통일이 아니다는 생각에 검사를 받은 결과 오른쪽 폐의 상단에 그림자가 있는 것이 초기의 악성종양(폐암)이라는 것을 알게 되었습니다.

의사는 "아직 다른 장소에 전이 되지 않았기 때문에 수술하는

것이 좋습니다."라고 했지만, 남편이 수술했을 때의 경험이 있기 때문에 수술하지 않고 다른 방법으로 치료하고 싶었습니다. 병원에서 치료를 받아도 백혈구 수치가 내려간다거나, 기분이 나빠지는 일이 종종 있었습니다. 나중에 알게 되었지만, 화학요법(항암제)치료 때문이었습니다. 어떻게든 치료는 참고 받았지만, 기분 나쁜 항암제의 부작용은 계속 되었습니다.

병원에 가는 것이 싫어지기 시작했습니다. 남편도 걱정하면서 암에 좋은 것이 없을까 주변사람들과 친구들에게도 물어봤습니다. 1999년 4월경 남편이 아는 사람으로부터 암에 하나비라다케 MH-3가 좋다면서 한번 먹어보라는 권유를 받았다면서 가지고 왔습니다.

꽃송이버섯은 최근 신문이나 잡지에서도 소개되고 있는 버섯으로 베타글루칸이라고 하는 유효성분이 백혈구의 감소를 막아주고, 항암작용도 있다는 것을 들었습니다. 사이타마현에서는 NHK에서도 방송이 되었기 때문에 화제가 되고 있었습니다.

약이 아니기 때문에 부작용이 없어 즉시 하나비라다케 MH-3를 구입하여 섭취하기 시작했습니다. 1개월정도 지날 무렵 기분이 좋아지면서 몸의 나른함이 없어졌습니다. 이전에 비해 몸이 좋아져 체력에 자신이 생겼습니다. 가벼운 작업을 할 수 있게 된 것도 그 무렵입니다. 그 후, X선 촬영 결과 가슴에 있던 그림자가 작아져 있었습니다. 무심코 나는 마음속으로"하나비라다케 MH-3제품 덕분이야"라고 중얼거리고 있었습니다.

폐암

화학요법으로 3개월간 치료. 약을 계속 사용하는 것이 불안하여 꽃송이버섯을 섭취하자 폐에 있던 그림자가 소멸.

체험자 : 카토 (48세, 남성)

1월 방광암이 폐로 전이 되었습니다. 화학요법을 3개월간 받은 결과 그런대로 좋은 결과가 나오고 있었습니다. 그러나 화학요법이기 때문에 어느 정도의 부작용은 각오하고 있었지만, 역시 약을 투여한 뒤의 고통은 참기 어려웠습니다. 사람에 따라서는, 수술의 아픔보다 부작용의 아픔이 괴롭다고 할 정도로 이것은 치료받았던 사람이 아니면, 그 괴로움은 이해할 수 없을 것입니다. 전에 비하면 증상도 좋아졌다고 생각됩니다만, 이것도 약으로 억제하고 있는 것이기 때문에 약을 계속 사용하는 것에 대한 불안이 있습니다.

그 후, 아무 생각 없이 잡지를 보다가 꽃송이버섯이라는 버섯에 함유되어 있는 베타글루칸이 암에 좋다고 하는 것을 알게 되었습니다.

나는, 암의 괴로움으로부터 조금이라도 피하고 싶은 생각으로 재빨리 판매처에 연락을 해 하나비라다케 MH-3를 주문했습니다. 상품을 받은 후, 병원의 의사와 다른 환자에게도 비밀로 하고 섭취하기 시작했습니다 섭취 1주일 정도 후에 왠지 모르게 기분이 밝아지기 시작했으며, 매일 받는 치료가 별로 괴롭지 않게 되었습니다.

섭취 1개월 경과 무렵에는 가슴의 응어리도 조금씩 없어지게 되었습니다. 폐에 생겼던 그림자도 작아지게 되었습니다. 의사에게 꽃송이버섯의 이야기를 했는데, 버섯의 성분에는 암을 고치는 기능이 있기 때문에 폐암에 효과가 있는 것은 충분히 예측 가능하다라는 것이었습니다. 또, 의사는 꽃송이버섯은 화학요법제의 부작용에 의한 백혈구의 감소를 격감시키는 기능도 있지 않을까 라고 이야기 했습니다. 텔레비전이나 신문의 보도를 보고 있던 것 같습니다. 이전부터 의사는 치료중인 환자에게 버섯을 시험했던 적이 있어, 극적으로 회복한 사람도 있다고 하는 것이었습니다. 특히, 항암제를 사용하고 있는 사람에게 사용하면, 보다 효과가 좋으며, 암의 치료가 쉽다고 말했습니다.

하나비라다케 MH-3를 만날 수 있어 정말 좋았다고 생각합니다. 입원중인 사람에게도 소개하고 있습니다. 의사도 꽃송이버섯에 대해서 매우 흥미를 지니고 있었습니다.

폐암

신장에서 전이된 폐암. 2개월 후에 폐에 있던 그림자가 사라졌다. 다리의 부종도 없어지고, 식욕이 되돌아와 체중도 증가.

체험자 : 노구치 (54세, 여성)

  1998년 10월 대장(진행성 대장암) 및 왼쪽 신장에 있던 암의 적출 수술을 받았습니다. 다리의 부종이 조금은 있었지만, 특별한 이상 없이 지내왔습니다.

  그러나, 2000년 5월, 신장에서 폐로 전이된 것을 알게 되고, 다리의 부종, 호흡곤란, 체중감소등의 증상이 나타나게 되었습니다.

  병원에서 항암제를 투여하면서 다른 건강식품도 섭취하면서 하나비라다케 MH-3를 매일 섭취했습니다. 8월에 병원에서 X선 촬영결과 폐에 나타났던 그림자가 사라졌습니다.

  다리의 부종은 있지만, 현재는 식욕도 있고 체중도 증가해서 정신적으로도 안정되었습니다.

폐렴

여명 1년이라고 선고된 난치병. 치료법도 없는 절망적인 나날들.

체험자 : 아오키 (76세, 여성)

아내가 국가에서 난치병으로 지정되어 있는「비정형항산균간질성 폐렴」이라고 하는 병에 걸린 것을 알게 된 것은 1998년 9월입니다. 그 해 6월 몸이 안 좋아 근처 개인병원에서 진찰받자 감기에 걸린 정도라고 했습니다. 하지만 10일이 지나도 차도가 없없습니다. 미열과 목의 아픔이 계속되어져 7월말에 순환호흡기전문병원에 입원하고, 1개월 남짓 검사를 했습니다. 당초는, 결핵이 의심스럽다고 했지만, 최종적인 진단 결과는 별로 귀에 익지 않는 비정형항산균간질성 폐렴이라고 하는 병명이었습니다.

이 간질성폐렴이라고 하는 것은 폐의 조직이 굳어 기능할 수 없게 되는 병으로 고통은 없지만 호흡할 수 없게 되는 병입니다. 치료법은 없고, 악화되지 않게 처치할 수 밖에 없는 것으로 환자의 대부분은 1년 이내에 사망한다고 합니다. 아내도 남은 기간이 1년이라는 선고를 받았습니다. 그 이야기에 나는 쇼크를 받았고 다시 한번 아내의 건강을 되찾아주고 싶다는 생각이 마음 깊숙이 일어나기 시작했습니다.아내와는 가난 할 때 결혼하여 고생을 같이 해 온 사이입니다. 종전 직후의 식량난 당시 나는 막노동을 하거나 시장에서 장사를 하면서 하루하루 살았습니다. 하지만 결혼을 하고도 언제까지 이러한 일만 할 수 없다는 생각으로 야채 소매상을 시작한 것이 1950년 이었습니다.

가난했던 시기였기 때문에 아침은 4시에 일어나고 밤에는 10시까지 일하면서 다른 사람의 2~3배의 일을 했습니다. 아내는 가난했지만 불평 한마디 하지 않고 밤낮으로 일했습니다. "안됐습니다. 부인의 생명은 앞으로 1년입니다."라는 말을 의사로부터 들었을때 갑자기 가난한 시절의 아내가 떠오르면서 까닭없이 아내가 애처로워져 이대로 죽게 할 수 없었습니다. 다시한번 아내의 건강을 되돌려 남은 여생을 건강하게 함께 보내고 싶은 의지가 불타올랐습니다. 그러나 현실은 어려웠습니다. "입원한다해도 이렇다 할 치료방법도 없기 때문에 퇴원해서 자택에서 치료를 받는게 좋겠습니다."라는 의사의 말에 어쩔 수 없이 2개월만에 병원에서 산소 호흡기를 빌려 퇴원해야만 했습니다.

집으로 돌아왔어도 아내 상태는 좋아지지 않고, 나의 기분과는 정반대로 상태는 악화일로를 달리고 있었습니다. 보기 힘들어 통원치료도 받았지만, 전혀 개선되지 않아 재입원도 여의치 않게 되었습니다.

다시 말하지만, 이 병은 이렇다 할 만한 치료법이 없었습니다. 링거주사 안에 균을 없애주는 약을 혼합하거나 산소흡입기로 산소를 보급하는 정도였습니다. 증상은 한층 더 악화되어, 화장실에도 갈 수 없게 되었습니다. 의사 선생님은 자택에서 요양하도록 권하였습니다.

  집에 돌아오자, 아내는 거의 와병생활 상태였고 친구들이 문병 와도 충분히 이야기도 못하였고 괴로운 표정으로 투병 생활을 지속해야만했습니다. 화장실에도 혼자서는 갈 수 없기 때문에, 내가 함께 갈 수 밖에 없었습니다. 나도 역시 점점 절망적으로 변해가고 있었습니다.

  그러던 어느날, 아는 사람에게 병문안 선물로 하나비라다케 MH-3를 받았습니다. 효과가 있을지 모르지만, 평판이 좋기 때문에 꼭 섭취하도록 하라는 것이었습니다. 여러 방법을 다 쓰고 있었기 때문에 나는 흥미를 가지고 문헌도 조사해 보았습니다. 그러자 꽃송이버섯은 대단한 버섯인 것을 알 수 있게 되었습니다.

  꽃송이버섯에는 버섯 중에서도 가장 많은 베타글루칸을 함유하고 있으며 아카리쿠스와 영지버섯보다도 많이 함유하고 있어 항암 효과가 뛰어나다는 것을 알게 되었습니다.

  또한, 체내의 임파구와 백혈구에 활력을 주어 체내의 나쁜 균을 공격하여 사멸시켜 면역력을 높이는 효과가 있다는 것도 알게 되었습니다. 아내의 경우 균이 원인이었기 때문에 '바로 이것이다' 라는 생각으로 조금이라도 아내가 건강하게 될 수 있다면 하는 생각으로 즉시 하나비라다케 MH-3 제품을 섭취하기 시작했습니다.

  섭취 40일 경과 후 와병생활을 하던 아내가 혼자서 부엌까지 걸을 수 있게 되었습니다.

바로 전날까지는 내가 식사를 병상까지 옮겨주고 화장실에도 안아서 데리고 가야했었는데 혼자서 걷게 된 것입니다. "여기까지 걸을 수 있었어요."라며 미소 지으며, 부엌에 서 있는 아내를 보며 가족들도 놀라고 아내 역시 크게 기뻐했습니다. 하나비라다케 MH-3의 효과에도 크게 놀라는 순간이었습니다.

아내의 생명이 앞으로 일년이라고 했기 때문에 그 기한이 5~6개월 남았습니다. 그런데 그 시기에 걸을 수 있을 만큼 건강하게 된 것으로, 의사는 "이것은 기적입니다. 이런 적은 없습니다."라고 했습니다. 몸의 상태를 보면서 걷는 거리를 늘려가면서 처음에는 오전 중에 30m, 오후에 30m 씩 걸었던 것을 거리를 늘려 지금은 오전에 100m, 오후에 100m씩 걷게 되었습니다.

날이 거듭될수록 체력이 좋아졌습니다. 최근에는 스스로 설거지를 할 수 있게 되었습니다. 조금씩이지만, 좋은 방향으로 나아가고 있는 것은 사실입니다.

건강한 상태를 10이라고 한다면, 지금의 아내는 6정도까지 회복하고 있습니다. 이것이 7~8이 될 것으로 기대하고 있습니다.

죽음의 갈림길까지 말한 아내가, 지금까지 소생한 것은 하나비라다케 MH-3의 덕분이라고 밖에 할 수 없습니다.

임파종

몸이 나른하고, 잠에서 잘 깨어날 수 없고, 식욕이 없어 우울한 나날들.

체험자 : 이토우 (60세, 남성)

1999년 3월과 다음해 4월에, 임파종 수술을 받았습니다. 퇴원 후에도 방사선 치료를 받았기 때문에 몸이 나른하고 아침에도 일어날 수 없는 상태가 계속되고, 식욕도 없고, 하루 종일 아무것도 할 수 없는 우울한 나날을 보내고 있었습니다. 그 때 아는 사람에게서 하나비라다케 MH-3 이야기를 듣게 되어, 2000년 6월 16일 부터 섭취했습니다.

그러자 5일 정도부터 몸의 나른함이 없어지고, 아침에 일어나도 기분이 좋고, 식욕이 좋아지고 체중이 5kg정도 늘었습니다. 또한 종양마커가 10이상이었던 것이 8.5까지 내려가서 의사도 놀랐습니다.

또 당도 정상으로 되어 매우 기뻤습니다. 지금은 이 하나비라다케 MH-3제품은 내 생활 속에서 없어서는 안 될 것이 되었습니다. 소개해준 분에게 깊이 감사하고 있습니다.

이하선종양

그냥 두면 악성화되기 때문에 수술할 수밖에 없어, 섭취 후 1개의 종양이 없어져

체험자 : 우메키 (59세, 여성)

2001년 7월13일, 대학병원에서 진단결과 우측 이하선 종양이라고 하는 병명을 들었습니다. 입원 진료 계획서에는 다음과 같이 쓰여져 있었습니다.

"종양의 치료법은 적출 또는 절제 할 수 밖에 없다. 현재 양성이라도, 방치하면 악성화될 가능성도 있다. 예를 들면, 기저세포선종과 매우 닮은 기저세포 선암이라는 것이 있다. 수술시 조직검사를 병용 한다".

이러한 진단결과를 듣고, 실망하고 있을 당시 하나비라다케 MH-3에 대해 들었습니다. 나는 이것을 믿고 섭취하기로 마음먹고, 설명회에 참가하기 위해 도쿄로 갔습니다. 설명도 충분히 듣지 않고, 바로 섭취하기 시작하고 1개월 후에 입원했습니다.

처음 2개였던 종양 중 작은 쪽이 사라졌습니다. 큰 종양은 24일간에 걸쳐 검사 받았지만, 결과는 적출 제거해야 한다는 것이었습니다. 하지만 나는 퇴원했습니다.

하나비라다케 MH-3를 계속 섭취한 것이 8월28일로 3개월이 되었습니다. 의사 선생님도 불가사의 해하며, 다음달인 9월에 다

시 진단해 보기로 했습니다. 지금은 종양도 작아져서 하나비라다케 MH-3를 계속 섭취하면서 다음 진단 결과를 즐겁게 기다리고 있습니다.

당뇨병

혈당치가 537이었던 것이 섭취 후 120 정도로 안정되어 인슐린 주사도 중지

체험자 : 후지이 (45세, 남성)

나는 애주가로, 일을 핑계로 매일 술을 마시고 있었습니다. 버블경제였던 1997년 근무하고 있던 회사가 도산해 버렸습니다. 마침 양친이 와병상태였기 때문에 간병을 위해서라는 이유를 붙여 취직하지 않고 집에서 빈둥거리고 있었습니다. 그러자 스트레스가 쌓여 어느새 술에 빠지게 되어 소주를 우롱차에 섞어 최소한 6잔까지 마셨습니다.

그러한 생활 중 당뇨병이 진행되었습니다. 항상 그 불안을 느끼고 있었기 때문에 다소 상태가 안좋을 때에도 병원에 가서 당뇨병이라고 진단 받는 것이 두려워 병원에 가지도 않았습니다.

하지만 마침내 선고를 받게 되었습니다. 2000년 1월 정월 아침부터 감기 기운으로 호흡이 괴롭고 식사도 할 수 없는 상태가 계속되었습니다. 병원에 가지 않고도 나을 수 있다는 생각에 감기약을 먹었지만, 결국 면역력이 약해져 쓰러져 9일 밤, 구급차에 실려 병원으로 가야 했습니다. 그 상태로 3일간 의식은 회복되지 않고 링거를 맞으며 계속 잠을 잤습니다. 눈을 뜨자 예상한 대로 당뇨병이었습니다.

입원시 혈액검사에서 혈당치가 537이었습니다. 나는 그대로 1개월간 입원하여 생활했습니다.

입원 중 혈당치는 300에서 200으로 저하되었지만, 아직은 부족했기 때문에 인슐린을 12단위에 플러스 4단위, 또는 6단위로 주사 맞았습니다. 그러던 것이 퇴원 직전에는 12단위로 좋아졌습니다. 의사와 간호사 그리고 가족 덕분에 1월말에는 140정도까지 떨어져 2월4일에 퇴원할 수 있었습니다. 집으로 돌아와서는 스스로 인슐린 주사를 매일 12단위씩 놓았습니다. 그리고 아침, 점심, 저녁으로 1일 3회, 공복에 혈당치를 측정하였습니다. 퇴원 당시부터, 아침은 140 정도, 낮은 100을 조금 웃돌 정도, 밤은 120이하의 상태를 지속하고 있었습니다.

"좋아, 이정도 라면 괜찮아"라고 생각해, 조금 기분이 느슨해져 또 술을 마시게 되었습니다. 금새 혈당치는 오르기 시작해 아침은 150을 넘고, 낮과 밤에도 120을 넘는 수치가 되었습니다.

그러던 어느날, 미용사였던 부인이 가게의 손님에게 권유받았다면서 하나비라다케 MH-3를 가지고 온 것이 처음 접하게 된 것이었습니다.

처음에는 그런 것으로 당뇨병이 좋아진다고는 생각하지 않았지만, 모처럼 부인이 나를 위해서 가지고 왔으니까 라는 생각으로 섭취하기로 했습니다.

그러자, 2주후 정도부터 혈당치가 내려가기 시작했습니다. 조금 규칙적인 생활로 돌아가자는 생각에 3월 하순부터 일하러 나갔기 때문에, 낮에는 측정하지 않았지만, 4월 초순 평균이 아침 125, 저녁 108, 중순에는 118과 103, 하순에는 115와 105로 날이 거듭될수록 안정화 되어갔습니다. 2주마다 병원에 가서 검사를 받았는데, 1개월만에 혈당치가 안정되어 의사가 깜짝 놀랐습니다. 4월 28일 진단 결과도 좋아, 드디어 인슐린으로부터 해방되어 투약만으로 좋다는 말을 들었습니다.

의사에게는 업무상의 만남으로 어쩔 수 없이 음주를 하고 있다는 이야기를 하자, 절대로 술은 마시면 안된다고 했습니다. 그로부터 4주후 받은 진찰에서의 검진결과가 매우 좋아 술의 양을 늘리지 않는다면 마셔도 좋다고까지 했습니다.

지금은 식후 2시간 후 측정에서도 혈당치는 120전후로 안정적입니다. 식사 지도도 받아 처음 1개월 정도는 신경을 쓰고 있었습니다. 가능한 한 채소를 많이 먹도록 하고 있으며, 부인이 신경 써서 버섯을 자주 요리해줍니다. 하나비라다케 MH-3의 효과는 혈당치를 내려주는 것만은 아니었습니다.

나는 매주 일요일에 소프트볼을 하고 있습니다. 이전에는 그라운드를 일주하면 숨이 찼었는데 최근에는 두바퀴를 돌아도 가뿐합니다.

또한 일요일의 소프트볼로 몸의 여기저기가 아프고 무거워져 수요일까지 피로가 남아있었지만, 하나비라다케 MH-3를 섭취한 후 거의 피로가 없어지고 체력이 확실히 좋아지게 되었습니다.

그리고 또 하나, 어머니는 작년 자궁암으로 방사선 치료를 받아 2개월에 한번 재발하지 않았는지 검사를 받고 있습니다만, 섭취 1주일 후 정도로부터, 백혈구의 수가 증가해 의사가 놀라워했습니다.

 하나비라다케 MH-3 제품에 깊이 감사함과 동시에 당뇨병이나 암 등으로 괴로워하고 있는 분에게, 한사람이라도 더 알려주고 싶은 기분입니다.

당뇨병

공복 혈당치가 180. 섭취 1주일 후 120으로. 면역력이 좋아졌기 때문이라고 한다

체험자 : 후루타 (48세, 남성)

  대기업의 광고대리점에서 독립한지 10년째가 됩니다만, 요즈음은 맨션붐으로 회사의 일이 큰폭으로 증가해 연일 철야 작업이 계속되었습니다.

  버블경제기 후, 건축업계는 잠시 주춤했지만, 맨션의 가격이 이전보다 내려가 구입하기 쉬워졌기 때문인지, 지금 도심 교외는 맨션붐이 다시 일어나고 있습니다.

  팜플렛도 최근에는 컴퓨터를 사용해 제작하기 때문에, 이전과 비교해서 제작기간이 큰폭으로 축소되어 납기가 내일이라든지 혹은 3일후까지 라든지 종래에는 생각할 수도 없는 형태의 주문이 밀려 들어왔습니다.

  그래서 일에 휘둘리는 나날들로 인해 식사를 거르거나 수면부족의 연속으로 자연스럽게 생활이 불규칙하게 되어 몸에서 적신호가 오기 시작했습니다.

  학생시절부터 운동을 하고 있었으므로, 체력에는 자신이 있었지만, 나이가 50 가까이 되면서 노안으로 인해 컴퓨터 모니터를 하루 종일 보고 있으면 눈과 어깨도 녹초가 됩니다.

살이 쪄서 사우나에서 체중을 재니, 무려 90kg이나 되었습니다. 이것도 불규칙적인 생활의 부작용입니다.

얼마 전, 의사인 친구와 술을 마실 때, 그가 "살찐 모습이 좋지 않아, 운동은 하고 있나? 일이 바빠서 무리인가? 하긴 나도 체중이 늘고 이제 당뇨걱정도 되네. 자네도 한번 검사받아봐"라고 충고해 주었습니다. 회사를 그만두고 독립한 이후 건강진단은 받은 적이 없기 때문에 10년만에 병원에서 검사를 받았습니다. 무려 공복 혈당치가 180이었습니다.

친구는 "공복 혈당치가 110미만이면 정상, 140이상이면 당뇨병이야. 다음에 경구포도당부하 시험을 해보는 것이 좋아. 공복에 75g의 포도당을 먹고 1시간 후, 2시간 후의 혈당치를 측정하는 것으로 1시간 경과 후 160미만, 2시간 경과 후 120미만이면 정상이야"라고 알려주었습니다.

친척에게도 당뇨병이 많기 때문에, 어쩌면 유전일지도 모릅니다.

의사의 권유로, 약에 의지하지 않고 운동과 식사로 치료하게 되었습니다. 식사도 규칙적으로 하려 노력하고 월 2회 수영을 시작하려할 때 친구로부터 하나비라다케 MH-3에 대해 들었습니다.

그 날부터, 나는 하나비라다케 MH-3를 섭취하기 시작했습니다.

일주일 후 혈당치 검사에서 180이었던 혈당치가 120으로 내려가서 놀랐습니다.

 술은 변함없이 끊지 못하고 마시고 있었으므로, 이와 같이 좋은 결과가 나올 것 이라 예상 못했습니다.

 "신체의 밸런스가 무너졌던 것이 하나비라다케 MH-3로 잘 조절된 것 같아. 꽃송이버섯에 함유되어 있는 베타(1,3)글루칸이라고 하는 특유의 성분이 면역력을 높여 신체를 조정해준 결과라고 생각한다"라고 친구인 의사가 이야기했습니다.

 하나비라다케 MH-3를 섭취하면 이상하게 기분이 안정됩니다. 친구에게 고마움을 전하며, 앞으로도 꾸준히 섭취할 생각입니다.

당뇨병

230이었던 혈당치가 100까지 저하되어 인슐린도 불필요하게 되었다

체험자 : 스즈키 (63세, 여성)

이전부터 혈압이 높아 정기적으로 혈액검사를 받고 있었습니다. 그 검사로 혈당치가 높아 당뇨병인 것을 알게 된 것이 4년 전의 일이었습니다.

당시 몹시 쉽게 지치는 자각증상은 있었지만, 레스토랑에 근무하고 있었기 때문에 일로 인한 피로 증상일 뿐이라고 간과하고 있었습니다.

검사 당시 측정한 혈당 수치에 놀랐습니다. 식후 2시간 30분만의 수치가 170~200이었습니다. 정상의 혈당치가 100~110이기 때문에 볼 것도 없이 당뇨병이었습니다. 그렇다 하더라도, 어째서 내가 당뇨병에 걸렸는지 생각해보았습니다.

나는 그 무렵 키가 157㎝에 체중이 50㎏이었기 때문에 비만이 큰 원인이지는 않습니다.

역시 불규칙한 식사와 식사의 영양밸런스가 맞지 않은 것이 원인이 아닐까라고 지금에 와서 반성하고 있습니다. 당시 나는 레스토랑에 근무하고 있었기 때문에 점심시간도 일정하지 않았습니다. 음식도 메밀국수 등 탄수화물이 많은 것만 먹고, 채소류는

거의 먹지 않았습니다. 이러한 생활이 10년 이상 지속된 것입니다. 당뇨병이라고 진단받은 나는 그 때부터 일을 하면서 식사에도 신경을 쓰고 운동도 신경쓰지 않으면 안되었지만, 과연 내가 그러한 규칙적인 생활을 할 수 있을지 불안하였습니다.

 의사로부터 입원해서 식이요법을 하지 않으면 나중에 합병증으로 고생하게 된다는 이야기를 듣고 입원해서 차분히 치료에 전념하려고 하였습니다. 치료과정은 혈당치를 내리는 약을 섭취하는 것과 하루 1500kcal 이하의 식사요법, 걷기와 자전거로 운동하는 것이었습니다.

 입원하고 3주후 식사 2시간 반 후의 혈당치가 80~90까지 내려가 퇴원할 수 있었습니다. 퇴원 후에도 병원의 식사에 가까운 식이요법을하는 것 이외에는 보통의 생활을 하며, 일도 계속 했습니다. 하지만, 작년 건강검진에서 혈당치가 230까지 올라가 재입원하게 되었습니다. 치료의 내용은 이전과 거의 비슷했지만, 인슐린주사를 맞게 되었습니다. 인슐린을 맞기 시작하면 본래 인슐린을 분비하는 기능이 약해지기 때문에 맞고 싶지 않았지만 어쩔 수 없었습니다. 그 후, 퇴원도 할 수 있을 정도로 혈당치도 110 전후의 소강상태가 지속되었지만 입퇴원을 반복하는 것이 신경이 쓰여 이대로 괜찮을까라는 생각이 들었습니다.

 의사에게 맡겨서는 안된다, 스스로 자신의 병을 치료한다는 자각을 가지고 생활하지 않으면 언제까지나 같은 일을 반복하게 될 것이라고 생각하게 되었습니다.

그 무렵, 아는 사람의 권유로 하나비라다케 MH-3를 알게 되었습니다. 꽃송이버섯은 항암작용이 있고, 고혈압과 당뇨병에도 좋다는 것이었습니다.

나는 의사에게 처방 받은 약이 아닌 스스로 결정한 약이든지 건강식품을 먹는 것이든 적극적으로 스스로 치료에 임하는 자세가 중요하다고 생각했기 때문에 효과가 있을지 어떨지를 생각하기 전에 아는 사람을 믿고 섭취해보기로 결정 할 수 있었습니다.

하나비라다케 MH-3를 섭취하기 시작하였습니다. 처음으로 효과라고 생각된 것은 피곤함을 느끼지 않게 된 것입니다. 지난 여름은 혈당치가 높았던 일도 있고 매우 피곤했습니다만, 올해 여름은 완전히 피로를 느끼지 않고, 일을 하루도 쉬지 않았습니다. 혈당치도 개선되고 있을 것이라고 생각해, 측정했는데, 역시 110까지 내려있었습니다. 의사선생님의 지시로, 인슐린을 맞는 것을 그만둔 직후는 140까지 일시적으로 올랐지만, 곧바로 120까지 떨어져서 안정되었습니다. 그 날의 식사 내용에 따라 10전후의 변동은 있지만, 양호한 상태가 계속 되어 지금은 피로를 더욱 더 느끼지 않게 되었기 때문에 앞으로 더욱 개선 될 것이라고 믿습니다.

직장 동료에게서 표정이 밝아졌다는 이야기를 들어, 가까운 시일내로 혈당 강하제도 불필요하지 않을까라고 생각합니다.

앞으로도, 하나비라다케 MH-3만은 계속 섭취할 생각 입니다. 더 이상 손놓을 수 없습니다.

당뇨병

입원당시 600이었던 혈당치가 4주만에 97로!
어쨌든 몸이 피곤하지 않고 기분이 좋다

체험자 : 카와구치 (46세, 남성)

당뇨병에 걸린지 7년째입니다. 매년, 장마철이 되면 혈당치가 올라가 1개월정도 입원하여 식사요법과 운동요법과 당뇨병약으로 조절하여 혈당치가 100전후로 되어 퇴원하곤 했습니다.

혈당치가 올라가지 않도록 여러가지를 체험해 봤지만 나에게 맞는 것은 없었습니다.

올해 6월, 입원 당시 형이 "당뇨병이라기보다 몸의 면역을 높여주어 체질 개선을 하는 것이 좋지 않을까"라며, 하나비라다케 MH-3를 권해주었습니다. 버섯류는 열량도 거의 없고, 장의 움직임을 정상으로 해준다고 들었기 때문에 소량으로 시험해보기로 했습니다.

입원시는 혈당치가 600이상이었지만, 하나비라다케 MH-3를 섭취한지 4주만에 97이 되어 퇴원할 수 있게 되었습니다.

물론 하나비라다케 MH-3만으로 내려간것이라고는 생각하지 않지만, 식사, 운동, 약 등의 상승효과가 아닐까라고 생각합니다.

섭취한지 약 3개월이 지났지만 이전과 달라진 것이 느껴집니다. 그것은 몸의 피곤함이 적어진 것입니다.

또한 지금까지는 타성으로 움직이고 있었지만, 무언가 목적을 가지고 움직인다는 열정적인 나의 자세에 스스로도 기뻐하고 있었습니다.

이와같은 기분은 몸이 부자유스러울 때는 모르지만, 시간이 흘러 몸이 정상으로 되면 알게되는지도 모릅니다.

"티끌 모아 태산"이라는 속담처럼 매일 조금씩이라도 섭취하면 1개월, 3개월, 1년, 3년, 10년후에는 몸이 매우 좋은 상태로 될 것이 틀림없습니다. 그렇게 믿고 계속 섭취하려합니다.

당뇨병

중증의 당뇨병으로 혈당치가 최고 320, 약으로 저하되지 않았다. 1주일만에 128로 저하, 관절의 통증도 없어졌다.

체험자 : 오노에 (47세, 남성)

중증의 당뇨병으로, 통원하며 약을 섭취하고 있었지만, 혈당치가 내리지가 않고, 250~320이었습니다. 항상 몸 전체가 나른하고 관절이 병들고 있었습니다.

하나비라다케 MH-3를 섭취했습니다. 그러자 3일후에는 165, 1주일 후에는 152, 그 다음날에는 128로 내려가기 시작했습니다.

그 후 병원 진찰 결과가 좋았기 때문에 의사들도 모두 놀랐습니다. 의사에게 하나비라다케 MH-3를 섭취하고 있다고 하자 진료 기록카드에 확실하게 기록했습니다.

최근은 관절의 통증도 없어졌고, 엄지발가락의 발톱의 죽은 부분을 손톱깍이로 잘라내자 새로운 발톱이 3㎜ 정도 나왔습니다. 얼굴의 우측뺨부터 귀밑, 목덜미에 걸친 빨간 습진과 같은 얼룩도 없어졌습니다.

몸도 가벼워지고, 시력도 0.9~1.2로 하나비라다케 MH-3를 섭취한 후 몸이 전체적으로 좋아졌습니다.

당뇨병

혈당치가 380으로 매우 높아 입원치료 했지만, 생각처럼 쉽지 않았다. 섭취 1개월후에는 220으로 저하, 2주후에는 95로 저하 정상 수치가 되었다.

체험자 : 아오시마 (78세, 남성)

공복시의 혈당치가, 380mg/dl로 매우 높아, 3년전에 혈당 조절 목적으로 1개월 정도 입원해 식사요법(1600kcal /일)을 실시했습니다. 퇴원후, 간장병으로 또 1개월간 입원했습니다.

입원당시 키 160cm에 몸무게 68kg이었던 것인 왠일인지 퇴원할때는 54kg으로 줄었습니다.

작년 8월에 하나비라다케 MH-3를 섭취하기 시작하여 9월말의 혈당치 검사에서는 220, 그 2주후에는 95로 정상수치 범위의 수치가 나왔습니다. 혈압도 120까지 내려와 정상으로 되고, 몸무게도 58kg으로 조금 늘었습니다.

몸이 가벼워지고 컨디션이 좋습니다. 병원에 입원중인 사람에게 하나비라다케 MH-3를 소개해 주었습니다. 아내도 건강을 위해 함께 섭취하고 있습니다.

하나비라다케 MH-3 연구개발 과정

1997년
10월 : 연구재배 시작

1998년
4월 : 재단법인 일본식품분석센터의 분석시험. 100g중 43.6g의 베타글루칸 확인.(제198031878-0001호)

10월 : 1998년도 『독창적연구성과 육성사업』 채택(특수법인과 학술진흥사업단)

12월 : 분석시험으로 베타(1,3)글루칸 확인.

1999년
1월 : 특허출원 『꽃송이버섯 추출물』 (특허 願平11-22989)

2월 : 통산성 공업기술원 생명공학기술연구소에 『미생물의 표시 하나비라다케 MH-3』 등록(수탁번호 : FERMP-17221)

3월 : 『꽃송이버섯 유래의 항종양성 베타글루칸의 구조와 활성』(일본약학회 제119년회/도쿄약과대학, 야도마에 토시로)

8월 : 『꽃송이버섯 유래의 베타(1,3)글루칸의 항종양효과』 (제10회 유럽 당학회/도쿄약과대학, 야도마에 토시로).

10월 : 『세계최초, 베타(1,3)글루칸의 경구투여 효과』 (제2회 대체의료학회/도쿄약과대학, 야도마에 토시로)

2000년

2월 : 『건강영양식품사전(동양의학서)』에 식재료 등재

3월 : 『꽃송이버섯 유래의 베타(1,3)글루칸의 조혈기능 촉진작용』(일본약학회 제120년회/도쿄약과대학, 야도마에 토시로)

7월 : 꽃송이버섯 유래의 베타(1,3)글루칸의 연구『꽃송이버섯 자실체로부터 추출한 항암작용을 하는 베타(1,3)글루칸(Antitumor1-3 β-glucan from Culturea Fruit Body of Sparassis crispa)』(『Biol.Pharm.Bull.23(7)866-872(2000)-일본 약학회지에 게재)

10월 : 『생리기능활성을 지닌 꽃송이버섯의 균상제작방법』특허출원 (PAT2000-326881)

『꽃송이버섯 유래의 베타글루칸인 SCG의 백혈구 감소증 모델의 효과』(제3회 일본 보완대체의료학술집회)

2001년

3월 : 『꽃송이버섯 유래의 베타글루칸인 SCG의 백혈구 활성화 작용』(제4회 일본 보완대체의료 학술집회)

2002년

7월 : 『백혈병 세포를 주입한 쥐에게 꽃송이버섯에서 추출한 베타1,3글루칸을 투여하였을 때 얻을수 있는 사이클로포스파미드(Cylophosphamide)의 조혈 작용의 변화(Effect of

SCG,1-3β-D-glucan from Sparassis crispa on the Hematopoietic Response in Cylophosphosphamide Induced Leukopenic Mice).』(BIOLPHARM.25(7)931-939(2002)-일본약학회지-)

10월 :『꽃송이버섯 유래의 가용성 베타글루칸SCG의 실험관 실험(iv vitro)에 있어서의 인터페론(IFN)-γ생산증강작용의 검토』(제61회 일본암학회총회/도쿄약과대학, 오노 나오히토)

『꽃송이버섯의 백혈구 활성화작용과 이입면역요법의 강화작용』(제61회 일본암학회총회/도쿄약과대학, 오노 나오히토, 요시다병원 요시다켄시).

2003년

1월 : 재단법인 노구치의학연구소 품질추천품 인정

2월 :『약용으로 쓰이는 꽃송이버섯에서 추출한 베타글루칸제제 SCG는 백혈구의 사이토카인 생성을 증가시킨다.

(Enhanced cytokine Sythesis of Leukocytes by a β-glucan Prepartion, SCG, Extracted from a Medicinal Mushroom,Sparassiscrispa)』(면역약리학과 면역독성학 IMMUNOPHARMACOLOGYAND IMMUNOTOXICOLOGY) Vol.25,No.3,PP.321-335,2003)

9월 :『꽃송이버섯(Sparassis crispa)유래의 가용성 베타글루칸 SCG의 골수유래 수장세포성 열화작용』(제62회 일본암학회

총회/도쿄약과대학, 오노 나오히토)

11월 : 『꽃송이버섯에서 추출한 베타글루칸을 암환자가 섭취하였을 때 면역 작용 활성화 시킴(Immunomodulating Activity of a β-glucan Prepartion, SCG, Extracted from a culinary-Medicinal Mushroom Mushroom,Sparassis Crispa Application to Cancer Prtients)』(Innternational Journal of Medoconal Mushrooms), Vol.5,pp.359-368(2003)에 게재

2004년

1월 : 『생리활성을 지닌 꽃송이버섯의 균상제작방법』(특허취득 제 3509736)

2월 : 『대두이소플라본아그리콘』과 『하나비라다케 MH-3』의 병용에 의한 면역증강작용의 공동실험을 킷꼬망㈜과 개시

3월 : 『대두이소플라본아그리콘의 보조시그널 증강효과와 가능성 베타글루칸,SCG(균핵균)와의 병용에 의한 면역수식작용에 대하여』 (일본약학회 제124년회/도쿄약과대학,약,면역,킷코망㈜, ㈜미나헬스)

9월 : 『대두이소플라본아그리콘과 가용성 베타글루칸(SCG)병용에 의한 조혈기능 촉진효과』(제63회 일본암학회총회/도쿄약과대학, 약, 면역, 킷코망㈜, ㈜미나헬스)

2005년

3월 : 『GM-CSF에 의한 가용성 베타글루칸(SCG)의 사이토카인 생성 유도 증강 작용』 (일본약학회 제125년회)

9월 : 『대두이소플라본에 의한 가용성 베타글루칸(SCG)의 조혈기능촉진효과의 수식작용』 (제64회 일본암학회)

2006년

3월 : 『CM-CSF에 의한 가용성 베타글루칸의 사이토카인 생성유도작용I』 (일본약학회 제126년회)

2007년

1월 : 『Dectin-1 is required for host defense against Pneumocystis carinii but not against Candida albicans』 (『네이처 Immunology』)

3월 : 『CM-CSF에 의한 가용성 베타글루칸의 사이토카인 생성유도작용II』 (일본약학회 제127년회)

2008년

3월 : 재단법인 일본식품분석센터의 분석시험, 100g중 61.9g의 베타글루칸 확인(제 108033063-001호)

참고문헌

■ Ohno N., Suzuki I., Oikawa S., Sato K., Miyazaki T., Yadomae T., Chem. Pharm. Bill., 32, 1142-1151(1984).

■Suzuki I., Itani T., Ohno N., Oikawa S., Sato K., Miyazaki T., Yadomae T., J. Pharmacobio-Dyn., 7, 492-500(1984).

■ Ohno N., Iino K., Suzuki I., Oikawa S., Sato K., Miyazaki T., Yadomae I., Chem. Pharm. Bill., 33, 1181-1186(1985)

■Suzuki I., Itani T., Ohno N., Oikawa S., Sato K., Miyazaki T., Yadomae T., J. Pharmacobio-Dyn., 8, 217-26(1985)

■Iino K., Ohno N., Suzuki I., Miyazaki T., Yadomae T., Oikawa S., Sato K., Carbohydr. Res., 141, 111-119(1985).

■Ohno N., Iino K., Takeyama I., Suzuki I., Sato K., Oikawa S., Miyasaki T., Yadomae t., Chem. Pharm. Bull., 33, 3395-2401(1985)

■Ohno N., Suzuki I., Sato K., Oikawa S., Miyazaki T., Yadomae T., Chem. Pharm. Bull., 33, 4522-4527(1985)

■Iino K., Ohno N., Suzuki I., Sato K., Oikawa S.,

Yadomae T., Chem. Pharm. Bull., 33, 4950-4956(1985)

◼Ohno N., Adach Y., Suzuki I., Sato K., Oikawa S., Yadomae T., Chem. Pharm. Bull., 34, 3328-3332(1986)

◼Ohno N., Adachi Y., Suzuki I., Oikawa S., Sato K., Ohsawa M., Yadomae T., J.Pharmacobo-Dyn., 9, 861-864(1986).

◼Suzuki I., Takeyama T., Ohno N., Oikawa S., Sato K., Suzuki Y., Yadomae T., j. Pharmacobio-Dyn., 10, 72-77(1987).

◼Ohno N., Ohsawa M., Sato K., Oikawa S., Yadomae T., Chem .Pharm.Bull. 35, 2585-2588(1987).

◼Takeyama T., Suzuki I., Ohno N., Oikawa S., Sato k., Ohsawa M., Yadomae T., J.Pharmacobio-Dyn., 10,644-651(1987).

◼Takeyama T., Suzuiki I., Ohno N., Oikawa s., Sato K., Ohsawa M., Yadomae T., J.Pharmacobio-Dyn., 11, 381-385, (1988).

◼Adachi Y., Ohno N., Ohsawa M., Sato K., Oikawa S., Yadomae T., Chem.pharm.Bull. 37, 1838-1848(1989).

◼Ohno N., Suzuki I., Yadomae T., Chem. Pharm.Bull. 34, 1362-1365(1986).

◼Ohno N., Yadomae T., Carbohydr. Res., 159, 293-

302(1987).

◪ Ohno N., Kurachi K., Yadomae T., J.Pharmacobio-Dyn., 10, 478-486(1987).

◪Shinohara H., Ohno N., Yadomae T., Chem.Bull., 36, 819-823(1988).

◪Saito K., Nishijima M., Ohno N., Yadomae T., Miyazaki T., Chem. Pharm.Bull., 40, 261-263(1992).

◪Saito K., Nishijima M., Ohno N., Nagi N., Yadomae T., Miyazaki T., Chem. Pharm.Bull., 40, 1227-1230(1992).

◪ Ohno N., Mimura H., Suzuki., Yadomae T., Chem.Pharm. Bull., 33, 2564-2568(1985).

◪Mimura H., Ohno N., Suzuki I., Yadomae T., Chem.Pharm. Bull., 33, 5096-5099(1985)

◪Ohno N., Uchiyama M., Tsuzuki A., Tokumaka K., Miura. N. N., Adachi Y., Aizawa M. W., Tamura H., Tanaka S., Yadomae T., Carbohydr. Res., 316, 161-172(1999).

◪ Ohno N., Shinohara H., Yadomae T., Chem. Pharm.Bull. 34, 5071-5078(1986).

◪Ohno N., Shnohara H., Yadomae T., Chem. Pharm. Bull., 35, 3353-3363(1987).

◼Shinohara H., Ohno N., Yadomae T., Chem Pharm. Bull., 37, 2174-2178(1989).

◼Nanba H., Kubo K., Ann. N. Y. Aca. Sci. 833:204-207(1997).

◼ Adachi K., Nanba H., Kurada H., Chem. Pharm. Bull., 35, 262-70(1987).

◼Yanaki T., Norisuye T., Fujita H., Macromolecules, 13, 1462-1466(1980).

◼Itoh T., Teramoto A., Matsuo T., Suga H., Macromolecules, 19, 1234-1240(1986).

◼Norisuye T., Yanaki T., Fujita H., J. Polym. Sci. Polym. Phys. Ddit., 18, 547-558(1980).

◼Blumhm T. L. Sarko A, Can J. Chem., 55, 293-299(1977).

◼ Deslandes Y., Marchessault R. H., sarko A, Macromalecules, 13, 466-471(1980).

◼ Takahashi Y., Kobateke T., Suzuki H, Rep/Progr.Polym. Phys. Jpn., 27, 767-768(1984).

◼Saito H., Miyata E., Sasaki T., Macromolecules, 11, 1244-1251(1978).

◼ Saito H., Tabeta R., Yoshioka Y., Hara C., Kiho T., Ukai S., Bull. Chem. Pharm. Bull., 34, 2555-

2560(1986).

■Ohno N., Adach Y., Suzuki I., Oikawa S., Sato K., Suzuki Y., Ohsawa M., Yadomae T., Chem. Pharm. Bull., 34, 2555-2560(1986).

■Oho N., Adach Y., Ohsawa M., Sato K., Oikawa S., Yadomae T., Chem.Pharm.Bull., 35, 2108-2113(1987).

■Ohno N., Shinohara H., Yadomae T., Carbohydr. Res., 168, 110-114(1987).

■Ohno., Miura T., Saito K., nishijima M., Miyazaki T., Yadomae T., Chem. Pharm. Bull., 40, 2215-2218(1992).

■Ohno N., Saito K., Nemoto J., S. Kaneko, Adachi Y., Nishjima M., Miyazaki T., Yadomae, Biol. Pharm. Bull., 16, 414-419, (1993).

■Nemoto J., Ohno N., Asachi Y., Yadomae T., Biol. Pharm. Bull., 16, 1046-1050(1993).

■Nemoto J., Ohno N., Satito K., Yadomae T., Biol. Parm. Bull., 17, 948-954(1994).

■Ohno N., Kurach K., Yadomae T., chem. Pharm. Bull., 36, 1060-1025(1988).

■Kurach K., Ohno ., Yadomae T., Chem. Pharm. Bull., 38, 2527-2531(1990).

■Nono I., Ohno N., Masuda A., Oikawa S. Yadomae T.,

J. Pharmacobio-Dyn, 14, 9-19(1991).

■Tabata K., Ito W., Kojima T., Kawabata S., Misaki A., Carbohydr. Res., 89, 121-135(1981).

■Yanaki T., Itoh W., Tabata K., Agric. Biol. Chem., 50, 2415-2416(1981).

■Adachi Y., Suzuki Y., Ohno N., Yadomae T., Bio. Pharm. Bull., 21, 974-977(1988).

■Ohno N., Miura N. N., chiba N., Adach Y., yadomae T., Biol. 11Biosci. Biotech. Biochem., 61, 1548-1553(1997).

■Adachi Y., Takano E., Okazaki M., Ohno N., Yadomae T., Pharm. Pharmacol. Lett., 7, 17-20(1997).

■Hashimoto T., Ohno N., Adachi Y., Yadomae T., Biol. Pharm. Bull., 20, 1006-1006(1997).

■ Tsuzuki A., Tateishi T., Ohno N., Adachi Y., Yadomae T., Bisci. Biotech. Biochem., 63, 104-110(1999).

■Hashmoto T., Ohno N., Adachi Y., Yadomae T.m FEMS Immunol. Microbiol., 19, 131-135(1997).

■Hashimoto T., Ohno N., Yadomae T., Drg. Develop. Res., 42, 35-40(1997).

■Suzuki T., ohno N., Satito K., Yadomae T., J.

Pharmacobio-Dyn., 15, 227-285(1992).

▣Hirata N., Tsuzuki A., Ohno N., Satita M., Adach Y., Yadomae T., Zent. Bl. Bakteriol, 288, 403-413(1998).

▣ Adachi Y., Okazaki m., Ohno N., Yadomae T., Bio. Pharm. Bull., 17, 1554-1560(1994).

▣ Okazaki M., Adachi Y., ohno N., Yadomae t., Biol. Pharm. Bull., 18, 1320-1327(1995).

▣Tsuzuki A., Ohno N., Adachi Y., Yadomae T., Drug. Develop. Res. In Press.

▣ Di Luzio N. R., Adv. Exp. Med. Biol., 73 PT-A:412-421(1976).

▣ Hetland G., Ohno N., Aaberg I. S., Lovik M., FEMS Immunol. Med. Microb., In press.

▣ Pillemer L. Ecker, E. E., J. Biol. Chem., 137-142(1941).

▣ Dicarlo, F. Fiore, J. V., Science, 127, 756-757(1958).

▣ Huber, A. r. Weiss, S. J., J. Clin. Invest. 83, 1122-1136(1989).

▣ Miura N. N., Ohno N., Adachi Y., Yadomae T., Chem. Pharm. Bull., 44(11), 2137-2141(1996).

▣ Suzuki T., Ohno N., Chiba N., Miura N. N., Adachi Y.,

Yadomae T., J. Pharm. Pharmacol., 48, 1243-1248(1996).

◼ Ohno N., Miura T., Miura N.N., Chiba.m Uchiyama M., Adachi Y., Yadomae T., Sent. Bl. Bakteriol. 289 63-77(1998).

◼ Ohno N., Miura T., Miura N. N., Uchiyama M., Adachi Y., Yadomae T.m Pharmaceut. Pharmacol. Left. 8(4), 145- 148(1998).

◼Miura t., Ohno N., Miura N. N., Adachi Y., Shimada S., Yadomae T., FEMS Immunol. Med. Med. Microb. 24, 131-139 (1999).

◼Ohno N., Miura T., Miura N.N., Adachi Y., Yadomae T., 11Yadomae T., Int., J. Immunopharm., 11, 761-769(1989).

◼Hashimoto K., Suzuki I., Yadomae T., Int. J. Immunopharmac.m 13, 437-442(1991).

◼Sakurai T., Hashimoto K., suzuki K., Ohono N., Oikawa S., Masuda A., Yadomae T., Int. J. Immunopharmac. 14, 821-830(1992).

◼Suzuki I., Sakurai T., Hashmoto K., Oikawa S., Masuda A., Ohsawa M., Yadomae T., Chem. Pharm. Bull., 39, 1606-1608(1991).

■Okazaki M., N. Chiba, Adachi Y., Ohno N., Yadomae T., Biol. Pharm. Bull., 19(1), 18-23,1996.

■Adachi Y., Okazaki M., Ohno N., Mediators of Inflammation, 6, 251-256(1997).

■Ogura M., Kitamura M., J Immunol. 161, 3569-3574(1998).

■Nakajuma K., Kusafuka T., Takeda T., Fujitani Y., Nakae K., Hirano T., Mol Cell Biol., 13, 3027-3041(1993).

■Janusz M. J, Austen K. F Czop J. K., J, Immunol., 142:959-965, (1989).

■Czop J. K., Kay J, J. Exp. Med., 173, 1511-1520(1991).

■Elstad M. R., Parker C. J., Cowley F.S., Wilcox L. A., Mcintyre T. M., Prescott S, m., Zimmerman G.A., Immunology 152, 220-230(1994).

■Xia Y., Vetvicka V., Yan J., Hanikyrova M., Mayadas T., Ross R. D. J. Immunol. 162, 2281-2290(19990.

■Yan J., Vetvicka V., Xia Y., Coxom A., Carroll M. C., Mayadas., Rdss R. D. J. Immunol. 163, 3045-3052(1992).

■Adachi Y., ohno N., Yadomae T., Biol Pharm. Bull., 17(11), 1508-1512(1994).

■Adachi Y., Miura N, N., Ohno N., Tamura H., Tanaka S., Yadomae T., Carbohydr. Poymers, 39, 225-229(1999).

■Uchiyama M., Ohno N., Miura N. N., Adachi Y., Tamura H., Tanaka S., Yadomae t., Biol. Pharm. Bull., in press.

"평생에 단 한가지 정보만 얻더라도 그 가치가 충분한 책!"

Since 1991 시대를 열어가는 건강신문사의 베스트셀러

세계최장수국 일본의 무병장수 비법
니시건강법

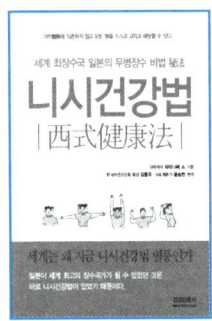

가격 : 15,000원
쪽수 : 248면 / 와타나베 쇼 지음

세계는 왜 지금 니시건강법 열풍인가

　　일본이 세계 최고의 장수국가가 될 수 있었던 것은 바로 니시 건강법이 있었기 때문이다.

니시 선생은 오랫동안 동서고금의 많은 건강법을 연구하여 새로운 건강법을 창안했다. 현대의학이 눈부시게 발달한 오늘날에도 그가 만든 건강법은 빛을 바래기는커녕, 많은 사람들에게 더욱 그 가치를 인정받고 있다.

난치, 불치병을 근본적으로 고치는 비법
암을 고치는 막스거슨 식사요법의 비밀

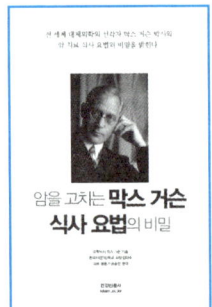

가격 : 20,000원
쪽수 : 360면 / 의학박사 막스거슨 지음

　　막스거슨이 30년이상 겪어온 임상체험과 처방전 내용을 소개한다.

식사와 영양으로 암이 치료되는 이유, 암치료를 위한 24가지 규칙, 암 치료에 절대적으로 필요한 조건들. 암 치료에 도움이 되는 식품, 회복기에 있는 암 환자의 어려움, 치료 중 암 환자들이 저지르는 실수 등을 다뤘다.

도서 주문 전화 02)305-6077

www.kksm.co.kr

건강해지려면 먼저 턱관절 장애를 고쳐라
당신의 턱관절은 안녕하십니까?

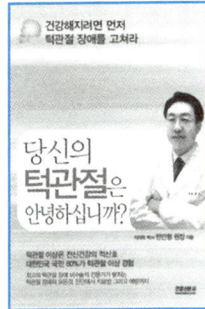

가격 : 25,000원
쪽수 : 312면 / 치의학 박사 한만형 원장 지음

　외과적 수술에 따른 두려움과 수술후유증에 대한 부담 때문에 턱관절 장애를 쉽게 치료하지 못하는 것이 현실이다. 멀쩡한 생니를 뽑아야 하는 부담도 치아교정을 할 때 큰 두려움이다.

　이 책은 이같은 문제에 대한 해답을 명쾌하게 제시해준다. 칼을 대지 않고 턱관절 장애를 고칠 수 있고 또 생니를 뽑지 않고 치아교정이 가능한 사실을 실제 치험례를 들며 설명하고 있다.

독일 국립 암센터 연구경험을 토대로 최옥병 박사가 제안하는
암을 이겨내는 지혜 & 암정복 성공비결 10가지

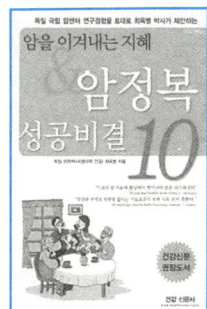

가격 : 12,000원
쪽수 : 136면 / 최옥병 지음

　오늘날 대부분의 난치·불치병들은 잘못된 음식물섭취에서 비롯되는 물질대사기능장애로 야기되어진다. 이러한 잘못된 물질대사는 알러지질환, 위장질환, 당뇨, 고혈압, 중풍등 다양한 성인병들을 유발시키고 최종적으로는 암과 같은 만성질환을 일으킨다. 잘못된 물질섭취로 만들어진 병체질을 다시 건강하게 되살리기 위해서는 과학적으로 입증된 생리정상화 및 활성물질투여가 체계적으로 이루어 져야 할것이다. 이 책에서는 수많은 연구논문들을 통해 밝혀진 각종 물질대사 질환에 적용되는 영양치료와 면역치료법에 관한 내용들을 소개하고 있다.

현대의학이 모르는
그래서 우리가 꼭 알아야만 하는 다시쓰는 상한론

감기에서 백혈병까지의 비밀

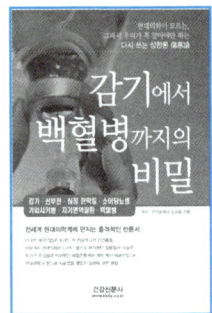

가격 : 30,000원
쪽수 : 656면 / 약사, 한약조제사 김성동 지음

　이 책은 감기에서 백혈병에 이르기 까지, 이에 대한 현대의학의 인식오류와 잘못된 치료법으로부터 가정의 건강을 지키기 위한 실용적 가정의학서다. 아울러 현대의학도에게는 질병을 대하는 시각을 바르게 교정해주는 교정서가 될 것이며 한의학도에게는 애써 고민하지 않았던 부분에 대한 참고서가 될 것이다. 필자와 같은 약학도에게는 자연치유 안내에 필요한 지침서가 되어줄 것이다.

폴씨 브래그 박사의 강력한 신경력 증진법

중추신경 · 자율신경 강화법

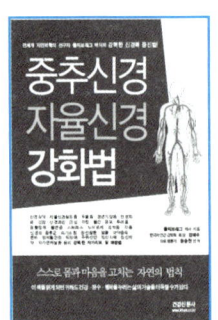

가격 : 15,000원
쪽수 : 288면 / 폴 씨 브래그 지음

　외상이 아닌 신체의 모든 질병은 사실상 중추신경계의 문제 때문이라 할 수 있다. 이 책은 신경력의 약화에서 오는 수많은 질환들을 스스로 예방하고 근본적으로 고칠 수 있는 길을 안내해 주고 있다.

특히 신경쇠약, 자율신경실조증, 우울증, 공황장애, 갱년기장애, 만성피로, 불안, 공포, 두려움, 불면증, 스트레스, 각종신경성증후군, 변비, 틱장애, 자가면역질환등의 강력한 자가치료 및 예방법이 수록돼있다.